Dr F. POISSON

DE LA FACULTÉ DE PARIS

Ancien externe des hôpitaux de Lille
Lauréat de la Faculté libre de Lille

LES

FOSSETTES

PÉRI-DUODÉNALES

& LEUR ROLE DANS LA PATHOGÉNIE

DES HERNIES RÉTROPÉRITONÉALES

Avec 13 figures dans le texte et 4 planches en lithographie

LILLE

LEFEBVRE-DUCROCQ, Imprimeur

88, RUE DE TOURNAI

1895

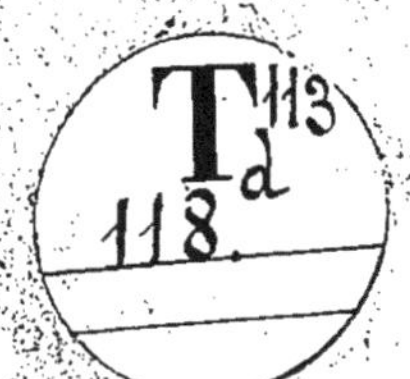

Dr F. POISSON

DE LA FACULTÉ DE PARIS

Ancien externe des hôpitaux de Lille
Lauréat de la Faculté libre de Lille

LES
FOSSETTES
PÉRI-DUODÉNALES

& LEUR ROLE DANS LA PATHOGÉNIE
DES HERNIES RÉTROPÉRITONÉALES

Avec 13 figures dans le texte et 4 planches en lithographie

LILLE

LEFEBVRE-DUCROCQ, IMPRIMEUR

88, RUE DE TOURNAI

1895

A MA GRAND'MÈRE

A MON PÈRE ET A MA MÈRE

FAIBLE TÉMOIGNAGE DE RECONNAISSANCE ET D'AMOUR FILIAL

A MON FRÈRE

A MA BELLE-SŒUR

A MES AMIS

A MONSIEUR LE PROFESSEUR ROGIE

Professeur d'anatomie à la Faculté libre de Lille.

A MONSIEUR LE PROFESSEUR EUSTACHE

Doyen de la Faculté libre de médecine,
Professeur de clinique obstétricale.

A MONSIEUR LE PROFESSEUR DURET

Professeur de clinique chirurgicale.

A MONSIEUR LE PROFESSEUR DESPLATS

Professeur de clinique médicale.

A MONSIEUR LE DOCTEUR DERVILLE

Professeur suppléant à la Faculté libre.

A TOUS MES MAITRES

A MON PRÉSIDENT DE THÈSE

MONSIEUR LE PROFESSEUR BERGER

Chirurgien de l'hôpital de la Pitié,
Membre de la société de Chirurgie et de l'Académie de médecine
de Paris,
Officier de la Légion d'Honneur.

AVANT-PROPOS

Nous avons eu l'occasion de voir à Lille un cas de hernie rétropéritonéale présenté à la Société des Sciences médicales de Lille, par M. le professeur Augier (séance d'avril 1890), et étudié en détail par M. Rogie. C'est à ce sujet que notre maître, M. le professeur Rogie, nous engagea à étudier cette question encore si obscure des fossettes duodénales.

Nous avons donc entrepris de donner une idée claire de la façon dont se forment ces fossettes, de leur importance respective au point de vue pathologique et de la marche suivie par les hernies qui s'y développent.

Nous n'avons pas la prétention, dans un travail aussi limité que celui-ci, de dire le dernier mot sur ce sujet si ardu ; notre ambition sera satisfaite si nous avons réussi à lever une partie du voile qui le couvre encore.

Arrivé au terme de nos études médicales, nous sommes heureux de pouvoir adresser ici l'hommage de notre tendre reconnaissance à toute notre famille dont le dévouement pour nous ne s'est pas démenti un seul instant dans ces longues années d'études.

Nous remercions aussi nos maîtres de la faculté libre de médecine de Lille, pour le soin avec lequel ils nous ont prodigué leurs leçons et leurs conseils ; nous devons en particulier adresser l'expression de notre gratitude à M. le professeur Rogie, qui a bien voulu nous faire part de ses travaux et nous donner l'appui de sa grande érudition pour cette thèse.

Notre ami Debuchy, de Tourcoing, a bien voulu nous donner l'aide gracieuse de son talent de dessinateur ; nous l'en remercions ici.

Nous prions M. le professeur Berger de vouloir bien accepter l'expression de notre respectueuse gratitude pour le grand honneur qu'il nous fait en acceptant la présidence de notre thèse.

INTRODUCTION

Les fossettes duodénales sont des poches formées par le péritoine au voisinage du duodenum.

Leur existence a été constatée, il y a déjà longtemps, mais par hasard ; l'attention n'étant pas attirée de ce côté, on ne les observait guère que dans les cas où une hernie formée dans l'une d'elles la rendait apparente.

Dans les traités d'anatomie, il faut arriver au traité d'anatomie topographique de M. Tillaux, pour les voir signalées ; Testut en décrit trois, et Jonnesco cinq, dans l'anatomie de M. Poirier.

Dans un historique très bref, nous passerons en revue les auteurs qui se sont occupés de la question et nous ferons la part qui revient à chacun d'eux.

Dans un premier chapitre, nous décrirons les fossettes connues jusqu'ici, en y ajoutant celles que nous ont montrées nos recherches. Nous étudierons ensuite le mode de formation de ces poches, d'après les travaux de notre maître, M. Rogie.

Nous montrerons dans un second chapitre, comment les fossettes duodénales peuvent donner lieu à des accidents très intéressants et connus de longue date : les hernies internes rétropéritonéales.

Enfin, comme pièces justificatives de ce travail, nous rapporterons une série d'observations sur des adultes et des fœtus, en signalant les divers types de fossettes que nous y avons observés.

HISTORIQUE

Nous ne rapporterons pas ici les noms de tous les auteurs qui ont étudié les hernies rétropéritonéales et les fossettes duodénales ; cette tâche a été remplie par Jonnesco (10 [1]). Nous nous contenterons de rappeler les auteurs dont les travaux portent sur l'anatomie et le développement des fossettes duodénales.

Treitz, en 1857 (27), décrit la fossette duodéno-jéjunale qui porte son nom ; cette fossette était remarquable en ce sens qu'elle était devenue le siége d'une hernie interne.

Cette poche sera décrite plus loin, et nous examinerons la théorie que donne Treitz pour expliquer sa formation.

Waldeyer, en 1868 (29) admet la fossette de Treitz et en découvre une autre longeant toute la quatrième portion du duodénum.

Il donne des arguments contre la théorie de Treitz et écrit une nouvelle théorie que nous développerons plus loin.

Eppinger, en 1878 (4). Partisan de la théorie de Treitz, son maître, il donne des objections contre la théorie vasculaire de Waldeyer.

Lanzert, en 1871 (14), décrit une nouvelle fossette qui porte son nom. Comme les autres, elle sera étudiée en détail quand nous ferons l'anatomie.

Toldt, en 1879 (26). Toldt donne d'autres raisons pour expliquer la formation de la fossette duodénale de Treitz ; il admet le premier que cette poche est formée de la réunion de deux fossettes différentes.

Trèves, en 1885 (28), décrit une nouvelle fossette à laquelle il donne le nom de duodéno-jéjunale, bien qu'elle soit bien différente de celle de Treitz.

Il explique la formation de sa fossette par un pli tout particulier qu'il aurait observé une fois sur un fœtus.

Jonnesco, en 1889-1890 (10). Cet auteur donne une statistique intéressante, dans laquelle il admet trois fossettes distinctes : les fossettes duodénales supérieure et inférieure et la fossette duodéno-jéjunale ; nous les décrirons plus loin avec détails.

Jonnesco examine ensuite les théories données par les auteurs sur le développement des fossettes ; il n'en admet aucune, sauf peut-être la théorie de Waldeyer pour la fossette duodénale supérieure, mais il ne donne pas d'opinion personnelle sur ce sujet.

Il donne ensuite une explication, d'ailleurs erronée, sur le mode de formation des hernies rétropéritonéales droites. Nous étudierons cette question à la fin de notre travail.

En 1891, paraît le travail de Brœsike sur les hernies rétropéritonéales (1).

Ses recherches, commencées en 1884, à la suite d'une observation de hernie retroperitonéale droite, portent sur 500 cadavres environ et sur 50 embryons.

Treitz n'admet qu'une seule fossette ; Jonnesco en décrit trois ; Brœsike est amené, par ses observations, à en admettre un plus grand nombre, ayant chacune leur individualité propre et coïncidant le plus souvent.

De plus, l'auteur n'admet pas le recessus duodéno-jejunalis, sur lequel précisément, les auteurs se sont le plus étendus, et qui n'est, d'après lui, qu'une combinaison de plusieurs fossettes distinctes, dont chacune a sa genèse propre.

Brœsike décrit 6 fossettes que nous retrouverons quand nous ferons l'anatomie proprement dite des poches duodénales ; il a observé, en outre, des combinaisons de ces fossettes entre elles, pouvant donner naissance à une foule de types secondaires.

L'auteur décrit, en outre, une fossette parajéjunale, sous la racine du mésentère, dans plusieurs cas où le jejunum, dépourvu de mésentère, adhérait à la paroi postérieure et au duodénum ; c'est là qu'il place le siége d'une variété très intéressante de hernies : les hernies rétropéritonéales droites.

Enfin, Endres, de Francfort, fait paraître un travail sur la genèse des fossettes duodénales (21).

Il se formerait, d'après lui, un pont de tissu péritonéal, résultant d'un travail d'adhérence, qui, réunissant le mésentère jéjunal au mésocôlon descendant, passe au-dessus de la quatrième portion du duodénum et de sa portion horizontale. Ce pont est formé de la réunion de deux plis :

1° Le plica mesocôlico-jejunalis superior qui, remontant en haut, vers le coude duodéno-jéjunal, vient former la limite inférieure du recessus duodéno-jéjunal.

2₀ Le plica duodéno-jejunalis inferior, qui forme le point de départ du mésentère.

CHAPITRE I.

ANATOMIE DESCRIPTIVE DES FOSSETTES DUODÉNALES

PROCÉDÉS EMPLOYÉS POUR DÉCOUVRIR LES FOSSETTES DUODÉNALES

Les fossettes duodénales, siégeant presque toutes au niveau de la portion ascendante du duodénum, il s'agit d'abord de mettre cette portion à découvert.

Pour cela, on relève de bas en haut le grand épiploon et le mésocôlon transverse ; puis, saisissant à pleines mains tout le paquet de l'intestin grêle, on le rejette en haut et à droite, de manière à découvrir la racine du mésentère. On voit alors, par transparence, se dessiner la fin de la troisième portion et toute la portion ascendante avec la flexura duodéno-jéjunale et le commencement du jejunum. A gauche, s'étend un vaste espace péritonéal qui n'est autre que le mésocôlon descendant.

On peut alors examiner à l'aise les fossettes duodénales, duodéno-jéjunale et retro-duodénales, ainsi que le pli veineux quand il existe.

En suivant de haut en bas la racine du mésentère, on s'assurera qu'elle ne présente pas de fossette mésentérico-pariétale. Ceci fait, on n'aura qu'à rabattre le tout en bas pour découvrir la première portion du duodénum et voir s'il n'existe pas de fossette sus-mésocôlique.

I. — Fossette duodéno-jéjunale de Treitz (fig. I).

C'est Treitz qui, en 1857, dans son travail sur la hernie rétropéritonéale, donna la meilleure description de la fossette qu'il appela le premier : fossette duodéno-jéjunale.

Exécutant la manœuvre décrite pour découvrir la 3e portion du duodénum, il remarqua sur le côté gauche du point où le duodénum se continue avec le jejunum un repli péritonéal, de dimensions et de forme variables :

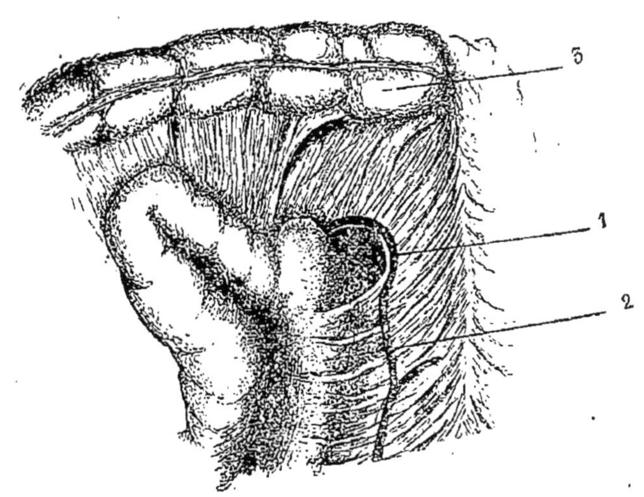

Figure 1 (imitée de Treitz).

1. Pli ou croisant duodéno-jéjunal formant la fossette du même nom.
2. Veine mésentérique inférieure.
3. Colon transverse se continuant par le colon descendant qui n'est qu'indiqué.

Le plus souvent, elle est semi-lunaire.

Son bord libre, tranchant, est concave à droite et un peu en haut, et embrasse le coude duodéno-jéjunal.

La *corne supérieure* du repli se perd sur le feuillet inférieur du mésocôlon transverse et, plus spécialement, sur le point où la veine mésentérique inférieure s'insinue au-dessous du pancréas, pour se porter vers le tronc de la veine porte.

La *corne inférieure*, plus large, se continue avec le revêtement peritonéal de l'extrémité terminale du duodénum (quatrième portion).

Le bord convexe du repli se continue immédiatement avec le feuillet interne du mésocôlon transverse et descendant (angle splénique).

Dans l'épaisseur de la corne supérieure, à une distance plus ou moins grande du bord libre, chemine d'une façon générale, la veine mésentérique inférieure, qui forme un arc à convexité dirigée en haut et à gauche.

La corne inférieure est moins marquée et se compose exclusivement des deux feuillets du péritoine, et ce n'est qu'à une certaine distance de son bord libre, que l'on aperçoit la branche de l'artère mésentérique inférieure, destinée au mésocôlon descendant et à l'angle splénique, c'est-à-dire l'artère côlique gauche, qui se dirige de droite à gauche et croise la veine sus-nommée.

L'ensemble du trajet de ces deux troncs vasculaires importants, forme un arc vasculaire qui présente la même direction que le bord adhérent du repli.

L'extrémité supérieure de cet arc vasculaire répond à l'embouchure de la veine mésentérique inférieure dans la veine splénique ou la veine porte ; son extrémité inférieure est formée par le tronc et l'origine de l'artère du même nom.

Fossette de Treitz. — Derrière ce repli péritonéal de Treitz, entre lui et le duodénum, se forme nécessairement une dépression ou poche en forme d'entonnoir, dont le sommet est dirigé vers le duodénum.

L'orifice d'entrée, semi-lunaire, est limité :

a — A droite, par l'intestin, flexura duodéno-jejunalis.

b — A gauche, par le bord libre du repli.

Les dimensions de cet orifice dépendent ordinairement de la courbure du repli ; on l'accusera, en attirant à droite le duodénum.

Position du repli. — 1° Dans un grand nombre de cas, le repli a un siége très élevé et entoure exactement le tube intestinal (encadre l'anse duodéno-jéjunale), de sorte que cette dernière est en quelque sorte obligée de lui échapper et de subir, au-dessus de son bord libre, une courbure, d'où résulte que la courbure duodéno-jéjunale présente une forme en S et que l'orifice paraît fermé et se présente sous l'aspect d'une simple fente.

Siége de la fossette de Treitz. — Elle se trouve en général sur le côté gauche de la troisième vertèbre lombaire et repose dans le fond d'une dépression de la paroi postérieure de l'abdomen, limitée :

a — Par le pancréas, en haut.

b — Par le rein gauche, en dehors.

c — Par l'aorte, en dedans.

Placée dans le tissu cellulaire lâche rétro péritonéal, cette fossette recouvre les vaisseaux qui se rendent au rein gauche.

Remarque. — La fossette de Treitz n'est pas la même que celle de Huschke ; on rencontre l'une ou l'autre, suivant les cas, mais ce sont deux fossettes distinctes. Treitz admet que la corne inférieure de la fossette peut manquer ; il ne reste donc plus alors que la fossette duodénale supérieure de Jonnesco.

II. — Fossette double de Waldeyer.

Nous avons observé cette fossette deux fois ([1]). Elle longe dans toute son étendue la portion ascendante du duodénum et présente une ouverture unique située au niveau de la partie moyenne de cette portion ascendante. En somme, elle est formée par deux plis allant du mésocôlon descendant à la face antérieure du duodénum ; ces deux plis présentent un bord libre concave en haut pour l'inférieur et en bas pour le supérieur et ces bords s'unissent au niveau de leur corne externe.

La veine mésentérique inférieure longe le fond de la fossette supérieure et s'éloigne ensuite de plus en plus du bord adhérent des plis. Comparant cette fossette à celle de Treitz, nous voyons qu'elles se ressemblent beaucoup ; seulement, ici, les plis n'ont aucun rapport avec la veine mésentérique ni l'artère côlique gauche, et l'ouverture de la fossette est beaucoup plus petite et placée plus bas le long de la portion ascendante.

III. — Fossette de Lanzert (Jonnesco, p. 45)

La charpente vasculaire de cette fossette est constituée par l'anneau vasculaire de Treitz (aorte abdominale, veine mésentérique inférieure, artères mésentérique inférieure et côlique gauche).

La fossette de Lanzert, ayant son orifice formé par cet arc vasculaire, se trouve donc en dehors, s'étendant à gauche vers le côlon descendant. Elle est formée par l'union de deux plis : un pli longitudinal ou externe, formé par l'artère côlique gauche, et un pli transversal

---

([1]) Adultes 10 et 11.

ou interne, qui n'est autre que le pli soulevé par la veine mésentérique inférieure.

Dans le cas de Lanzert, ces deux vaisseaux étaient très éloignés du duodénum et l'espace compris entre ces organes était comblé par un pli unissant les vaisseaux à l'intestin et formant une seconde poche, dans laquelle s'ouvrait la première.

Cette seconde fossette, d'après Jonnesco, ne serait autre que la fossette duodéno-jéjunale de Treitz.

IV. — Fossette paraduodénale (Poirier, fig. 114).

Cette fossette a été décrite par Jonnesco dans l'anatomie de M. Poirier (18 bis).

« C'est un large cul-de-sac péritonéal, situé à gauche et à une certaine distance de la portion ascendante du duodénum, derrière un pli séreux soulevé par l'artère colique gauche supérieure. Rare et à peine ébauchée chez l'adulte, elle est assez souvent bien développée chez le nouveau-né. Le *repli para-duodénal*, mésentère de l'artère côlique gauche supérieure qui détermine la fossette, dont il forme la paroi antérieure, est falciforme et semi-lunaire ; son *bord libre*, concave et tranchant, est tourné à droite et en avant, il limite l'entrée de la fossette et renferme dans son épaisseur, l'artère côlique gauche supérieure, une veine côlique qui l'accompagne et, assez souvent sur une assez grande longueur, le tronc même de la veine mésentérique inférieure ; son *bord adhérent*, convexe, dirigé à gauche et en arrière, présente deux segments, qui décrivent ensemble un angle ouvert en haut et à droite : l'un s'insère sur le péritoine pariétal, l'autre sur la face inférieure du mésocôlon transverse. Sa *face antérieure* est libre, la *postérieure* regarde la cavité de la fossette. — Haut de quatre à cinq centimètres, large de un centimètre (nouveau-né), ce repli est formé de deux feuillets et renferme dans son épaisseur, les rameaux de l'artère côlique gauche supérieure, qui se portent transversalement en dehors vers le côlon descendant, l'angle sous-splénique et le côlon transverse ; ils sont accompagnés de rameaux veineux. — La fossette est limitée : en avant par le repli artériel ; en arrière, par le péritoine pariétal qui recouvre le psoas, les vaisseaux rénaux, l'uretère et le rein gauche d'une part, par le feuillet inférieur du mésocôlon transverse qui le sépare du corps du pancréas et de l'estomac d'autre part ; son fond répond à la ligne d'insertion pariétale et mésocôlique du bord adhérent du repli artériel ; son orifice, très large, regarde à droite et en avant, il est limité par le bord du pli. Que la fossette paraduodénale soit simple ou subdivisée en deux par un repli veineux, comme je l'ai vu deux fois, elle est toujours bien distincte des deux fossettes duodénales, qui se trouvent en dedans d'elle, contre le flanc gauche de la portion ascendante du duodénum. »

En regardant avec attention la figure de Jonnesco (Poirier, fig. 114), on remarque un ligament unissant la partie inférieure du pli artériel au mésentère de l'intestin grêle. Ce ligament a été dénommé avec raison sur la figure « ligament mésentérico-mésocôlique ». Le point où ce pli s'unit au pli artériel correspond à la plus grande profondeur de la fossette, et, à ce niveau, les deux plis semblent se continuer entre eux.

Il existait en même temps un repli veineux qui venait se continuer avec la partie inférieure du pli artériel. Il suffit de comparer cette fossette avec celle de Lanzert, mise en doute par Jonnesco (voir fig. 2, Jonnesco, hern. retrop.), pour voir que ces deux poches sont formées par les mêmes éléments : ici comme là, c'est l'artère côlique gauche et la veine mésentérique inférieure qui forment la charpente vasculaire limitant l'entrée de la poche; seulement, dans le cas de Lanzert, le ligament mésentérico-mésocôlique, au lieu de s'unir seulement à la base du pli artériel, remontait en haut jusqu'à la partie inférieure de l'angle duodéno-jéjunal, et, s'unissant à la fois au pli duodéno-mésocôlique supérieur et au pli veineux formé par la veine mésentérique inférieure, s'étendait ainsi au-devant de l'ouverture de la poche.

V. — Fossette duodéno-jéjunale (Fig. 2)

(Fossette mésocolique, Jonnescosche Tasche, Bœrsike, Toldt ; Jonnesco's Picka ; Carl M. Fürst ; fossette de Jonnesco, Drenaut ; Recessus duodeno-jejunalis superior, Brœsike.)

20 fois sur 100 d'après Jonnesco.

Cette poche n'est pas la même que la fossette duodéno-jéjunale de Treitz. Elle siège entre le coude duodéno-jéjunal et le mésocôlon transverse. Son extrémité aveugle ou fond, dirigée en arrière, correspond à la racine du mésocôlon transverse. L'orifice d'entrée regarde en avant.

La fossette est dans le plan sagittal quand la flexura est dans sa position naturelle ; elle prend une position oblique quand, le jéjunum étant tiré à droite, on lui fait prendre une position artificielle.

Cette poche a pour paroi supérieure le mésocôlon transverse, pour paroi inférieure l'angle duodéno-jéjunal ; pour parois gauche et droite les plis d'union compris entre le mésocôlon transverse et les deux côtés de la flexura (plis duodéno-mésocôliques gauche et droit.) Ces plis présentent une forme triangulaire ; chacun d'eux présente d'après Jonnesco : une *base* ou bord libre, dirigée en haut, concave et semi-lunaire, dont la corne antérieure se perd sur le péritoine du jejunum, la corne

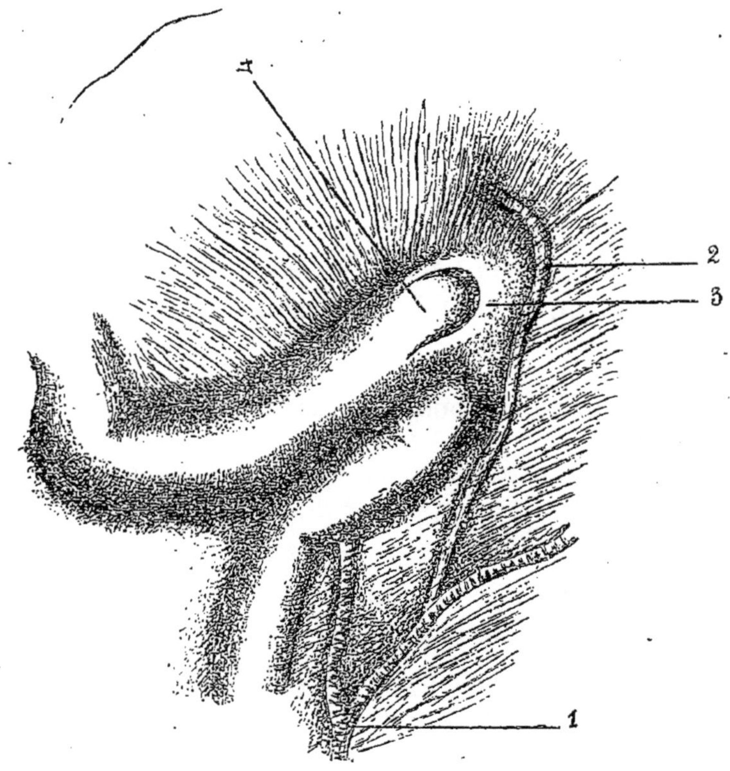

Figure II (d'après Jonnesco). — Fossette duodéno-jéjunale.

1. Artère colique gauche naissant de l'artère mésentérique inférieure.
2. Veine mésentérique inférieure.
3. Croissant ou pli duodeno-jejunal, formant le bord libre de la fossette duodéno-jejunale.
4. Flexura duodénal-jejunale.
 Les traits rayonnants représentent les mésocôlons transverse et descendant

postérieure sur le mésocôlon transverse ; un *bord posté-rieur* ou mésocôlique qui s'insère sur le feuillet inférieur du mésocôlon transverse ; un *bord antérieur* ou intestinal, qui se perd sur le péritoine de l'angle duodéno-jéjunal ; un *sommet*, dirigé en bas, qui se perd dans la racine du mésocôlon transverse, là où celle-ci se réfléchit dans le péritoine pariétal.

Ces plis sont formés de deux feuillets séreux.

La fossette a pour caractère constant, d'après Jonnesco, d'être toujours vasculaire ; il est facile de concevoir en effet que la veine mésentérique inférieure décrivant un arc embrassant l'angle duodéno-jéjunal, passera au-dessus de la fossette en question.

La profondeur de la poche de Jonnesco est de deux à trois centimètres.

Le pli qui la limite en haut est à l'état normal appliqué contre l'angle duodéno-jéjunal ; pour découvrir l'entrée de la fossette, il est nécessaire de tirer le jejunum en bas et à droite.

Jonnesco a observé un cas où cette fossette était *double* et présentait l'aspect d'un canon de fusil de chasse ; dans ce cas, la veine courait le long du bord libre du pli, tandis que dans le cas de fossette simple, il en était toujours séparé par un espace variable.

Nous n'avons observé cette fossette d'une manière nette que deux fois (n° 6 adultes et n° 23 fœtus).

VI. — Fossette duodénale inférieure

(Fig. 3, pl. II)

(*Syn. recessus duodeno-mésocolicus inferior ; Brœsike*).

75 % des cas d'après Jonnesco.

Nous l'avons trouvée quinze fois chez l'adulte et quatorze fois chez le fœtus.

C'est la partie inférieure de la fossette double de Waldeyer.

C'est aussi la corne inférieure de la fossette de Treitz.

Cette poche, bien décrite par Jonnesco, a la forme d'un entonnoir à ouverture dirigée en haut ; elle siége généralement au niveau de la partie inférieure de la quatrième portion ; le pli qui la limite en avant ou pli *duodéno-mesocôlique inférieur* s'attache en dedans au niveau de la face antérieure de la quatrième portion, où on peut voir chez le fœtus la strie opaque résultant de la ligne d'adhérence ; en dehors, le pli se confond avec le péritoine dont il émane, soit en dehors de la veine mésentérique inférieure, soit sur la veine elle-même, soit, beaucoup plus fréquemment, en dedans.

La hauteur du pli est très variable ; parfois, il est à peine dessiné et ne forme qu'un rudiment de fossette ; d'autres fois, nous l'avons vu remonter jusqu'au niveau de l'angle duodéno-jéjunal.

Ce pli est triangulaire et présente trois bords, dont un seul est libre et les deux autres adhérents.

Le *bord libre* est concave en haut et limite l'entrée de la poche ; le *bord droit* s'insère sur la face antérieure de la quatrième portion du duodénum, tandis que le bord *gauche* se perd dans le feuillet antérieur du mésocôlon ; le sommet du pli répond au fond de la fossette, qui est située au niveau du troisième coude duodénal. Comme tous les plis entourant le duodénum, il est formé de deux feuillets séreux.

La fossette duodénale inférieure peut se combiner avec un recessus veineux et former une poche apte à recevoir une hernie, qui alors, se développera à gauche ; c'était le cas dans la fossette vasculaire de M. Farabœuf.

VII. — FOSSETTE DUODÉNALE SUPÉRIEURE (v. fig. 3, pl. III).

Plus rare que la précédente, elle siége au niveau de la partie supérieure de la quatrième portion ; elle a une forme inverse de celle de la précédente, c'est-à-dire que son ouverture regarde au bas. En raison de sa position près du coude duodéno-jéjunal, elle affecte avec la veine mésentérique des rapports particuliers ; nous savons en effet, que cette veine vient, en se rapprochant du duodénum, courir dans le mésocôlon descendant le long de la quatrième portion ; arrivée à hauteur de l'angle duodéno-jéjunal, elle décrit une arcade concave en bas et à droite, parallèle à la convexité de l'angle lui-même, et va se jeter, soit dans la veine splénique, soit dans la veine mésentérique supérieure. Elle est donc plus rapprochée du duodénum en haut qu'en bas, et le pli duodéno-mésocôlique supérieur pourra, plus souvent que l'inférieur contenir la veine dans son épaisseur. Jonnesco prétend avoir toujours vu cette fossette vasculaire ; nous avons observé des cas où elle ne l'était cependant pas.

Cette fossette est la même que la fossette de Treitz, sans corne inférieure. On la rencontre, d'après Jonnesco, cinquante fois pour cent. Située le long de la partie la plus élevée de la portion ascendante du duodénum, elle a la forme d'un cornet d'abondance accolé à l'intestin qu'il embrasse dans sa concavité.

Jonnesco la compare à une hotte renversée, dont l'orifice d'entrée regarde en bas et est souvent opposé à celui de la fossette précédente, car ces deux poches coexistent fréquemment.

Comme pour la fossette duodénale inférieure, les parois de la poche sont : en avant, le repli unissant le duodénum au mésocôlon descendant ; en arrière, le feuillet antérieur de ce mésocôlon, et en dedans, la face gauche du duodénum.

Le sommet de la fossette répond à la racine du mésocôlon transverse. Sa profondeur moyenne est de un à deux centimètres. Le pli *duodéno-mésocôlique supérieur* a la même forme que l'inférieur ; seulement, il est renversé.

VIII. — Recessus intermesocôlicus transversus.

Cette fossette, observée six fois seulement par Brœsike, serait peut-être, d'après lui, une variété de la fossette duodéno-jejunale de Jonnesco.

Dans trois des cas observés, elle siégeait complètement à droite de la flexura duodéno-jejunalis (recessus duodeno-jejunalis dexter) ; dans les trois autres cas, son fond s'avançait vers la gauche au-dessus de la flexura, entre celle-ci et le mésocôlon transverse.

L'auteur a donné à sa fossette, le nom de Recessus intermésocôlicus transversus, exact à un double point de vue : en ce que ce recessus s'insinue dans une certaine mesure de droite à gauche dans la racine du mésocôlon transverse, et qu'il affecte une direction transversale.

L'orifice, par conséquent, regarde à droite, et le fond à gauche.

La paroi supérieure répond au mésocôlon transverse et au pancréas.

La paroi inférieure est formée par la partie supérieure de la quatrième portion du duodénum et par le flexura. La paroi antérieure est constituée par un pli péritonéal, étendu dans le plan frontal entre le mésocôlon transverse et la flexura duodéno-jéjunale, ainsi que par la ligne radiculaire du méso-jejunum.

Ce pli a reçu de l'auteur, le nom de plica infra-mésocôlica transversa.

Le fond du recessus s'étendait dans trois cas jusqu'au-devant de la face antérieure du rein gauche.

L'artère côlique moyenne passait à côté et à droite de l'orifice.

Le diamètre de l'orifice arrivait à cinq centimètres dans un cas et au diamètre de l'intestin grêle insufflé dans un autre cas ; la fossette avait une profondeur moyenne d'un doigt.

Nous rapprocherons de cette fossette, un type tout particulier que nous n'avons vu signalé nulle part et que nous n'avons observé qu'une fois : c'est une poche siégeant au niveau de la première portion du duodénum, entre celle-ci et le mésocôlon descendant.

Cette poche, transversale, avait son ouverture tournée à gauche et large de quatre centimètres ; son fond répondait au premier coude du duodénum et sa profondeur atteignait six centimètres ; en somme, elle était formée par un pli d'accolement, unissant le feuillet supérieur du mésocôlon transverse à la partie terminale de la première portion du duodénum ; nous donnerons à cette fossette, le nom de *fossette sus-mésocôlique* (V. adultes n° 9) (non décrite).

IX. — Poche de Gruber-Lanzert ou sac accessoire.

C'est une poche dont on n'a pu observer jusqu'ici que deux cas. Nous en avons vu un exemple très net (adultes. n° 1).

Elle est située au même niveau que la fossette duodéno-jéjunale de Jonnesco et s'étend en arrière de l'extrémité supérieure de la quatrième portion du duodénum, entre celle-ci et la paroi abdominale postérieure.

En somme, c'est la fossette duodéno-jéjunale de Jonnesco se recourbant en bas pour se prolonger derrière l'angle duodéno-jéjunal.

L'orifice de la poche est situé entre la flexura et le mésocôlon transverse ; il est aplati et imperceptible à l'état normal. La paroi antérieure est formée par la flexura ; la paroi postérieure n'est autre que la paroi abdominale postérieure ; les parois gauche et droite sont constituées par des plis unissant les deux faces de la quatrième portion du duodénum au péritoine pariétal. La direction de la fossette est oblique de haut en bas et de gauche à droite. Sa profondeur est de deux à quatre centimètres. Nous pensons que le terme de *fossette rétro-duodénale* ferait assez bien comprendre la situation de cette poche.

Nous rapprocherons de cette fossette celle que décrit Jonnesco sous le même nom (Poirier, *Anat.*, p. 261, t. iv, 1ᵉʳ fasc.). Il a observé deux fois cette poche, en 1893, sur des adultes. Elle siégeait en bas, en arrière de la troisième portion et de la partie inférieure de la quatrième portion du duodénum, entre celles-ci et l'aorte ; elle remontait en haut jusqu'à l'angle duodéno-jéjunal, au muscle de Treitz et au pancréas. L'orifice regardait en bas.

Comme la précédente, elle était limitée sur les côtés par des replis séreux que Jonnesco nomme « replis duodéno-pariétaux » droit et gauche. Ce sont des plis triangulaires à base inférieure ; le droit remontait moins haut que le gauche.

La profondeur de la fossette variait de sept à neuf centimètres.

Nous appellerons la fossette de Jonnesco *rétro-duodénale inférieure*, par opposition à celle de Grüber-Lanzert, à laquelle nous donnerons le nom de *rétro-duodénale supérieure*.

X. — Recessus veineux.

Cette fossette a été observée à l'état de forme pure par Brœsike. Le plus souvent, elle se trouve combinée, soit avec la fossette duodénale supérieure, ce qui est le cas le plus fréquent, soit, plus rarement, avec la fossette duodénale inférieure, comme dans le cas de M. Farabœuf, soit avec les deux à la fois, comme dans la fossette de Treitz.

Elle est essentiellement formée par un pli soulevé à la surface du mésocôlon descendant par la veine mésentérique inférieure. Le plus souvent, elle est peu marquée et présente chez l'embryon la forme d'un coup d'ongle donné à droite de la veine.

Dans les cas bien marqués, le pli présente une forme concave en bas et à droite et embrassant l'angle duodéno-jéjunal ; la plus grande hauteur du pli et, par conséquent la plus grande profondeur de la fossette correspond au point où la veine mésentérique se recourbe en haut et à droite pour aller se jeter dans la veine mésentérique supérieure ou dans la veine splénique.

Nous avons rencontré cette fossette cinq fois ; une fois sur un adulte (5) et quatre autres sur des fœtus (n°ˢ 10-17-34-38). Dans tous les cas, la veine courait dans le bord libre du pli qu'elle rendait tranchant ; en sectionnant la veine sous le péritoine, comme l'indique Brœsike, nous avons vu le pli s'effacer complètement.

Il est facile de se rendre compte que cette fossette a un siége variable, mais, par suite des dispositions anatomiques de la veine, elle se trouve le plus souvent en regard de l'angle duodéno-jéjunal.

XI. — Fossette parajéjunale de Brœsike ou mésentérico-parietale (V. fig 1, pl. II).

Brœsike l'a observée deux fois ; dans les deux cas, le jejunum dépourvu de mésentère libre, était accolé au péritoine pariétal postérieur et à la portion ascendante du duodénum ; la fossette se trouvait à l'endroit où le jejunum, devenu libre, commençait à avoir un mésentère propre, et s'apercevait en relevant le premier segment libre du jejunum, en arrière et à droite de ce segment.

La fig. I, pl. II donnera une idée claire de la position et de la forme de cette fossette.

On voit qu'elle est formée essentiellement par un pli péritonéal unissant le mésocôlon iliaque au mésentère de l'intestin grêle. C'est ce pli que Brœsiké nomme *plica parajejunalis* ; il est assez peu marqué à l'état normal, mais s'accuse nettement en tirant sur le jejunum en haut et à droite. C'est lui qui limite l'orifice d'entrée du recessus à gauche ; en haut, c'est le segment jéjunal soudé qui limite cet orifice.

Introduisant le doigt dans le recessus, l'auteur constata qu'il s'engageait un peu à droite du jejunum, *entre le mésentère et le péritoine pariétal.*

Le fond de la poche se prolongeait donc à droite de la racine du mésentère, sous le mésocôlon ascendant ; il faut donc admettre qu'à ce niveau, la racine du mésentère n'adhérait pas à la paroi abdominale postérieure.

Nous avons pu observer une fois cette fossette, au moins dans une forme ébauchée (fœtus n° 23).

Dans ce cas, nous n'avons pas vu la disposition anormale du jejunum signalée par Brœsike, mais la fossette n'en était pas moins nettement constituée, puisqu'il y avait un pli, unissant le mésocôlon iliaque à la face antérieure de la troisième portion du duodénum et formant une poche, dont le fond se prolongeait à droite, sous le mésentère de l'intestin grêle, dont la racine passait au-dessus du pli.

Quoi qu'il en soit, voici comment on peut se figurer la fossette mésentérico-pariétale, qu'elle réponde à la face inférieure de la troisième portion ou à la face postérieure du jejunum anormalement soudé :

Sa direction générale est oblique de bas en haut et de gauche à droite ; son orifice, tourné à gauche et en bas, est formé : en avant, par le bord libre du pli ; en arrière, par le péritoine pariétal ; en haut, par le jejunum ou la troisième portion du duodénum. Elle présente une forme triangulaire, dont les faces répondent aux bords de l'orifice.

Le pli *mésentérico-pariétal*, présente aussi une forme triangulaire ; son bord libre ou bas est falciforme, et dirigé de droite à gauche et légèrement de bas en haut ; sa corne supérieure se perd, soit sur le jejunum soit sur le duodénum ; sa corne inférieure répond à la racine du mésentère. Des deux bords adhérents, l'un répond à la face postérieure du mésentère, sur lequel il s'insère, et l'autre se perd sur le péritoine pariétal.

La face antérieure du pli est traversée de haut en bas et de gauche à droite, par la racine du mésentère, contenant dans son épaisseur, l'artère mésentérique supérieure.

Le sommet du pli, formant le fond de la fossette, se perd à droite de la racine du mésentère, sur le péritoine pariétal, situé sous le mésocôlon ascendant.

Parfois, la racine du mésentère et l'artère mésentérique longent le bord libre du pli et la fossette est tout entière à droite de cette racine (V. plus loin, cas de Gérard-Marchant). On ne peut alors distinguer le pli.

La fossette mésentérico-pariétale peut se former à des endroits variables, tout le long de la racine du mésentère et, si elle se rapproche assez du cæcum, l'artère iléocæcale vient remplacer l'artère mésentérique supérieure au niveau du bord libre du pli ; mais, pour qu'il y ait poche, il faut que la partie de la racine du mésentère qui répond au cæcum, soit soudée au péritoine pariétal postérieur.

XII. — FOSSETTE INFRA-DUODÉNALE (non décrite).
(Fig. 2 et fig. 3, pl. II.)

(Fœtus nᵒˢ 7, 3o, 33).

Nous donnons ce nom à une poche remarquable par sa situation à la partie inférieure de la troisième portion du duodénum.

Nous ne l'avons jamais trouvée chez l'adulte, mais nous en avons vu chez le fœtus trois cas très nets.

Elle est identique, au point de vue de la forme, à une fossette duodénale inférieure, qui serait venue se placer au-dessous de la troisième portion du duodénum ; nous lui donnons un nom différent parce qu'elle en est entièrement distincte au point de vue de son mode de formation, comme nous le verrons plus loin.

Elle présente la forme d'une pyramide triangulaire à base tournée à gauche et légèrement en haut

La *paroi antéro-inférieure* est formée par le *pli mésentérico-mésocólique*, pli unissant le mésocôlon iliaque au mésentère de l'intestin grêle. Ce pli est triangulaire et présente trois bords, dont l'un est libre et les deux autres adhérents.

Le bord libre, ou base, falciforme, concave à gauche, n'est autre que le bord antérieur de l'orifice de la poche ;

sa corne supérieure, passant au-dessus de la troisième portion, va s'attacher au mésentère ; elle contracte cependant quelques adhérences avec la troisième portion ; la corne inférieure se perd sur le mésocôlon iliaque.

Le bord inférieur du pli se continue avec le mésocôlon iliaque, tandis que le bord supérieur adhère au mésentère de l'intestin grêle.

La *paroi antéro-supérieure* n'est autre que la troisième portion du duodénum, qui, quoique située sous le pli, limite la poche à cause des adhérences qu'elle contracte avec ce pli.

La *paroi-postérieure* n'est autre que le péritoine pariétal postérieur.

Le fond de la fossette répond à la racine du mésentère qui est adhérente à ce niveau ; il est clair que s'il y avait eu là un défaut d'accolement de la racine du mésentère, la fossette mésentérico-pariétale eût été constituée.

La profondeur de *la fossette infra-duodénale* est de un à deux centimètres.

Tels sont les principaux types de fossettes duodénales connues ; nous allons maintenant étudier le mode de formation de ces fossettes ; après avoir rappelé brièvement les théories émises avant nous, nous donnerons celle qui, d'après les travaux de M. Rogie et d'après nos observations, nous paraît la seule exacte et rendant compte de la formation de presque toutes ces poches.

Ce sera l'objet du chapitre suivant.

CHAPITRE II.

EMBRYOLOGIE DES FOSSETTES DUODÉNALES

Pour expliquer le mode de formation des fossettes duodénales, plusieurs théories sont en présence.

I. — Théorie de Treitz ou de la locomotion embryonnaire du tube intestinal.

C'est aussi la théorie d'Eppinger ; la voici telle que la donne Jonnesco (p. 57).

D'après cette théorie, la formation du pli et de la fossette duodéno-jéjunale serait due au déplacement, chez l'embryon, du duodénum, de gauche à droite, déplacement dû à son tour à la diminution successive du volume du foie.

« Ce sont ces déplacements simultanés du mésocôlon transverse et de la flexura qui, dans certaines circonstances, amènent la formation de la fosse et du pli duodéno-jéjunal.

» Cette opinion s'expliquera en examinant de près cette migration. En effet, aux endroits où la portion inférieure transversale du duodénum n'est unie que lâchement avec le péritoine, ce dernier ne peut prendre part aux changements de l'intestin, car il n'y a de déplacée que la couche celluleuse lâche. Mais aux endroits où l'intestin est uni intimement au péritoine, comme c'est le cas au niveau de la flexura duodéno-jejunalis, ce dernier est forcé de suivre l'intestin et s'invagine en cornet ; par suite, la profondeur de l'invagination donnera la mesure du déplacement de la flexura.

Enfin, la translation simultanée du mésocôlon transverse de gauche à droite, loin de gêner ou compenser cette invagination, comme on pourrait le croire, au contraire la favorise, en permettant sa dilatation dans le sens transversal et la formation du pli duodeno-jejunal semi-lunaire. »

Discussion. Waldeyer réfute cette théorie : « On ne comprend pas en effet par quel mécanisme la flexura se porterait vers la droite à cause de l'attraction de ce côté de la première portion ; s'il y avait là, comme le prétend Treitz, un mouvement de levier de sonnette, la flexura devrait bien plutôt se porter à gauche et en bas. D'ailleurs, il ne faut pas oublier que cette flexura est fixée à la paroi abdominale et au pancréas bien avant la formation des fossettes duodéno-jéjunales. »

Cette assertion de Waldeyer est fausse ; en effet nous verrons en étudiant le développement des fossettes que, au contraire, elles ne se forment que lors de la fixation du duodénum au péritoine sous-jacent.

De plus, ajoute Waldeyer, « comment, pour un organe flexible comme le duodénum, qui, dans son accroissement, augmente dans tous les sens, le déplacement, d'ailleurs insignifiant, de l'extrémité supérieure sur la droite et en haut, peut-il exercer une traction à droite et en bas sur l'extrémité inférieure ? On pourrait peut-être admettre cette action s'il s'agissait d'un levier rigide, mais, pour une anse intestinale, ce déplacement me paraît très invraisemblable ». Brœsike et Jonnesco s'accordent avec Waldeyer pour rejeter la théorie de Treitz.

Nous ajouterons qu'en admettant même que la traction exercée par le foie puisse arriver à déterminer des plis péritoneaux au niveau du mésocôlon descendant, il n'y aurait aucune raison pour que ces plis s'insèrassent sur le duodénum ; ils n'auraient aucun rapport avec lui et ne pourraient en tout cas déterminer la formation de la corne inférieure de la fossette de Treitz.

II. — THÉORIE DE WALDEYER OU VASCULAIRE.

Nous verrons que cette théorie a été adoptée par Brœsike pour expliquer la formation de son plica venosa. Disons ici que, pour Waldeyer, toutes les fossettes seraient formées par le soulèvement du péritoine dû à la veine mésentérique inférieure.

Mais, comme le dit Jonnesco (p. 58), il faudrait, pour accepter cette théorie, admettre comme un fait indiscutable, le rapport de la veine et du pli péritonéal admis par l'auteur. Eppinger déjà (p. 121) s'élève contre cette opinion de Waldeyer et cite des cas où la veine ne présentait aucun rapport avec le pli.

Nos propres observations, d'accord avec celles de Jonnesco, de Brœsike et de Toldt, nous ont montré qu'en effet, la veine ne présentait, dans un grand nombre de cas, aucun rapport avec les plis déterminant les fossettes. Cependant, la théorie de Waldeyer, si elle ne peut être généralisée, est vraie dans certaines circonstances, et nous verrons plus loin que certaines espèces de fossettes, que Brœsike a dénommées pour cette raison recessus veineux, ne reconnaissent pas d'autre origine.

III. — Théorie de Trèves.

Voici ce que dit Jonnesco sur cette théorie : (p. 59).

« Chez certains animaux, (dit Trèves), il partirait de la partie terminale du duodénum, un pli vertical attaché sur la ligne médiane et s'élevant d'une même ligne que le mésocôlon descendant. Ce pli, constaté par Trèves aussi sur un fœtus humain, serait la continuation du mésoduodénum. Par suite de l'accroissement graduel du mésocôlon, le pli duodénal est entraîné avec lui au-delà de la ligne médiane, si bien que dans ce cas, il paraît inséré suivant une ligne verticale sur le feuillet droit du mésocôlon descendant, à quelque distance de la colonne. Ce pli, constaté chez le fœtus, forme le repli duodéno-jéjunal.

» Telle est la théorie de Trèves. Que faut-il en penser ?

» Nous ne saurions le dire, n'ayant pas constaté sur les embryons que nous avons examinés à cet effet, ni le pli dont parle l'auteur, ni le processus de son déplacement. »

Nous verrons bientôt ce qu'il faut penser du pli décrit par Trèves ; il se forme par un autre processus que celui adopté par l'auteur, dont l'opinion est en désaccord avec les dispositions anatomiques du mésoduodénum lui-même.

IV. — Théorie de Toldt.

Toldt admet que la fossette duodéno-jéjunale de Treitz est formée par la réunion de deux plis : le *plica duodéno-jejunalis*, qui forme la corne supérieure et le *plica duodéno-mesocôlica* qui constitue la corne inférieure.

Toldt assigne à ces deux plis une origine différente.

La *corne supérieure*, ou pli duodéno-jéjunal, est formée par le mésocôlon descendant, qui passe au-dessus de la flexura, à cause de la traction qu'exerce sur lui le cæcum, au moment où il se rabat à droite et en bas.

Cette migration du cæcum exercerait une traction à droite et en bas qui, se transmettant par le colon transverse au mésocolon descendant, encore non soudé au péritoine pariétal, le soulèverait en un pli horizontal au niveau de l'angle duodéno-jéjunal.

On peut objecter à Toldt que, dans ces conditions, le pli n'adhérerait pas nécessairement à l'angle duodéno-jéjunal ; or, nous avons toujours vu le pli en question, si peu marqué qu'il fût, adhérer au duodénum, sauf dans les cas où il était soulevé par la veine mésentérique inférieure.

La corne inférieure répond au plica duodeno-mesocolica de Toldt (zûr Char. p. 8).

« Quand on recherche sur des embryons du cinquième au septième mois, les rapports du segment terminal ascendant du duodénum avec le péritoine,, on constate qu'il est fixé d'habitude complètement à la paroi postérieure ; la ligne d'attache du mésentère de l'intestin grêle, glisse au-devant de sa paroi antérieure et abandonne le duodénum au niveau de sa troisième courbure, c'est-à-dire au point où le segment terminal ascendant se continue avec le segment transversal inférieur ; comme le bord convexe de cette courbure duodénale fait saillie au-devant de la paroi abdominale postérieure, sous forme d'un relief notable et mousse, il s'ensuit que le péritoine forme souvent, lors de son passage, du coude duodénal vers la paroi abdominale postérieure, un pli plus ou moins développé, tantôt vertical, tantôt horizontal, lequel est tourné, soit directement en bas, soit un peu à gauche, et s'épuise dans la partie radiculaire du mésocôlon descendant. »

« C'est dans ce pli qu'il faut voir la première ébauche du plica duodéno-mésocôlica. »

En somme, le pli décrit ainsi par Toldt est un pli *mésentérico-mésocôlique* ; il forme une fossette située à la partie inférieure de la troisième portion du duodénum et a pour caractère essentiel, de ne pas s'insérer sur la portion ascendante.

D'après Toldt, ce serait ce pli mésentérico-mésocôlique, qui, augmentant graduellement de hauteur, arriverait, en remontant le long de la quatrième portion, à former la corne supérieure de la fossette de Treitz.

Ce pli duodéno-mésocôlique de Toldt existe ; nous l'avons rencontré sur plusieurs fœtus où il formait des fossettes infra-duodénales ; il peut même contribuer à former la fossette parajéjunale de Brœsike, mais Toldt ne s'est pas rendu compte de la formation de ce pli ; de plus, il suffit de regarder les figures de Toldt (zûr Char., p. 9) pour voir que son pli passe au-dessus de la quatrième portion du duodénum et ne répond pas au pli duodéno-mésocôlique inférieur ou corne inférieure de la fossette de Treitz, lequel adhère au duodénum par son bord gauche.

Il faut donc chercher une autre origine à ce que Toldt décrit sous le nom de plica duodéno-mésocôlica.

Quant à la corne inférieure de la fossette, elle est formée par un autre pli qui, celui-là, est vraiment duodéno-mésocôlique ; nous n'en voulons pour preuve, que notre observation XXX où les deux plis existent très nettement séparés et formant des fossettes distinctes.

Nous étudierons plus loin le développement de ces différents plis.

V. — Théorie de la coalescence.

C'est Brœsike qui, le premier, observa que les plis duodénaux étaient des plis d'accolement, soulevés par des adhérences du duodenum au péritoine adjacent. [1]

Il a posé les bases de cette théorie que nous allons développer avec l'aide des travaux faits par M. le professeur Rogie, notre maître, sur l'embryologie du péritoine. (Rogie. — Anatomie du péritoine, Coccoz 1895).

Pour bien se rendre compte du mécanisme qui préside à la formation des fossettes duodénales, il importe d'avoir présentes à l'esprit les modifications que subit l'anse intestinale primitive dans les premiers mois de la vie embryonnaire. Voici, en résumé, ce qui se passe, d'après les travaux de M. Rogie. [2]

L'anse intestinale primitive subit un mouvement de torsion, dont nous rappellerons rapidement les phases.

a) Dans un premier temps, les deux segments de l'anse ombilicale, d'abord superposés dans le plan sagittal et fixés au niveau du sommet de l'anse dans la racine du cordon, viennent se juxtaposer, la récurrente se plaçant à gauche de la descendante.

b) Mais ces deux branches se développant en sens inverse l'une de l'autre à partir de leur extrémité fixe, la supérieure ou droite, beaucoup plus rapidement que l'inférieure, ou gauche, celle-ci va être débordée en bas par celle-là. D'où formation dans la région ombilicale d'une boucle dont le grand axe est occupé par le tronc de

---

[1] Cependant, Monsieur Rogie avait déjà vu ces adhérences et émis dans plusieurs publications l'idée que les plis péritonéaux étaient le résultat d'un processus de coalescence.

[2] V. M. Rogie. Développement du péritoine.
Thèse de Pérignon, 92.

l'artère mésentérique en train de se contourner sur elle-même ; en effet, une partie des branches qui se détachaient primitivement de son bord supérieur partent ici de son bord inférieur et réciproquement pour les divisions qui émanaient de son bord inférieur.

c) La fig. 2, pl. II, montre le phénomène de la torsion en voie d'achèvement. L'ensemble de l'anse ombilicale et des circonvolutions qui en dérivent occupent encore le plan sagittal, mais on peut remarquer que toutes les branches qui naissaient primitivement du bord antérieur de l'artère mésentérique partent maintenant de son bord postérieur. Réciproquement, les vaisseaux coliques qui émanaient de son bord postérieur émanent maintenant de son bord antérieur.

d) Au stade qui suit immédiatement, les rapports sont sensiblement les mêmes ; la différence importante consiste en ce que toute l'anse ombilicale, désormais rentrée et emprisonnée complètement dans la cavité abdominale, occupe le plan frontal. La fig. 3, pl. II, traduit cet état. Le cæcum occupe alors une position élevée, et le côlon ascendant n'existe pas encore à proprement parler.

En résumé, dit M. Rogie, durant tout ce processus, les deux branches de l'anse ombilicale se comportent entre elles comme les deux chefs d'une cravate que l'on croise au premier temps de la formation du nœud.

La torsion étant achevée, voici comment se fait l'évolution des mésos et comment ils contractent leurs connexions définitives : (V. fig. III)

a) Le mésocôlon descendant, qui a été refoulé vers la gauche par le paquet des anses de l'intestin grêle, est appliqué contre le péritoine pariétal. Il se fusionne avec lui et on a les apparences de l'état adulte.

b-c) Qu'on accole de même par la pensée toute la partie

du mésentère de l'anse ombilicale située à droite d'une
ligne oblique menée du coude duodéno-jéjunal à l'angle
iléo-colique, (le reste demeurant libre) et on aura constitué
le mésocôlon ascendant et le mésentère de l'intestin grêle.

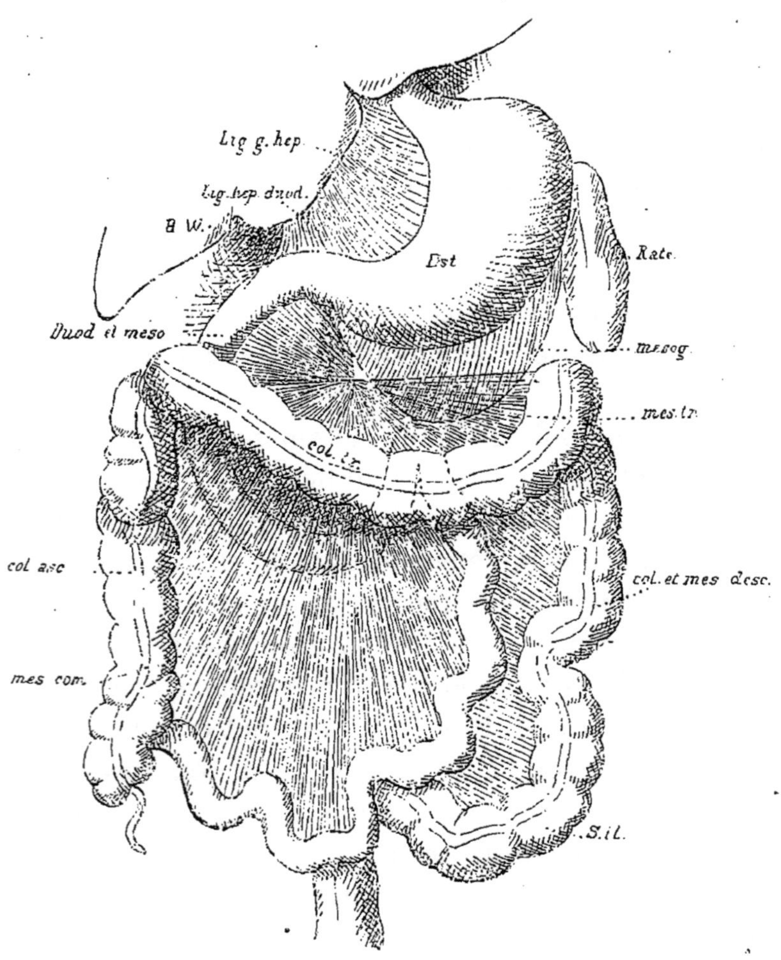

Figure III (d'après M. Rogie).

L'évolution du tube digestif et de ses mésos est achevée, mais ceux-ci sont encore
libres.

d-e). Quant au mésocôlon transverse, il conserve la

position qu'on lui voit fig. III, mais le mésogastre, dans sa portion rétro-stomacale, entre en coalescence avec le péritoine pariétal sous-jacent ; quant à sa portion libre, pendante à la grande courbure de l'estomac, elle représente un véritable sac vide. Celui-ci continue de se développer soit dans le sens transversal, soit dans le sens vertical, s'étalant au-devant de la partie la plus élevée du mésoduodénum et sur le feuillet supérieur du mesocôlon transverse ; puis les plans ainsi appliqués l'un contre l'autre se soudent entre eux.

f). De la même façon, le feuillet postérieur du mésoduodénum se fusionne avec le péritoine pariétal.

Ces préliminaires posés, nous allons pouvoir nous rendre compte de la formation des fossettes qui entourent le duodénum.

L'anse ombilicale primitive ayant effectué sa torsion suivant le mécanisme expliqué dans les deux publications ci-dessus (v. Rogie, pl. III), nous avons, au troisième mois de la vie embryonnaire, la disposition représentée fig. 2, pl. II, extraite du dernier travail de M. le professeur Rogie.

Nous voyons que, malgré la torsion déjà effectuée, l'anse primitive se trouve encore tout entière dans le plan sagittal ou à peu près. Par conséquent, le colon descendant, qui a été attiré à gauche sur la figure, se trouve directement en avant de la quatrième portion du duodénum et celui-ci est appliqué contre le feuillet droit ou interne du mésocôlon descendant.

Supposons qu'à ce moment, il se produise, entre ces deux surfaces contigües, un travail d'adhérence ; il arrivera nécessairement, que, si le côlon descendant se porte à gauche, son mésocôlon ne pourra pas suivre son mouvement au niveau des points où il adhère au duodénum et ces points d'adhérence agiront comme une pince dont les mors, ayant saisi un pli du péritoine, le tireraient à droite; il en résultera nécessairement un pli s'étendant du duodénum au mésocôlon et s'insérant sur celui-ci à une distance plus ou moins grande selon le point qui se sera trouvé en contact avec le duodénum. Or, Brœsike avait déjà observé ces adhérences au troisième mois de la vie embryonnaire. Selon lui, et nous avons pu constater la justesse de cette observation qui rend compte des diverses variétés de fossettes duodénales, la coalescence se produit de haut en bas et de bas en haut à la fois, c'est-à-dire que cette coalescence a deux points de départ : l'un, inférieur, situé au niveau du troisième coude du duodénum, l'autre, supérieur, placé au niveau de l'angle duodéno-jéjunal lui-même. Il se produira donc, quand le côlon se portera à gauche, deux plis séparés, un supérieur et un inférieur, correspondant aux plis duodénaux supérieur et inférieur de Jonnesco et aux plicæ duodeno meso-colicæ superior et inferior de Brœsike, ou encore au plica duodeno-jejunalis de Endres. (V. fig. 3, pl. II.)

Ces deux plis, limités chacun par un bord libre, tranchant et concave, marchent à la rencontre l'un de l'autre et peuvent présenter une foule de variétés, selon que la coalescence était plus ou moins avancée quand les organes se sont écartés l'un de l'autre.

D'un autre côté, le duodénum subit lui aussi, un mouvement de rotation qui le porte de gauche à droite, signalé par Brœsike; de sorte que sa face gauche, celle qui, précisément, se trouvait en rapport avec le mésocôlon, devient antérieure.

Il résulte de là que la portion ascendante du duodénum forme un relief très marqué au devant du péritoine pariétal et que la ligne d'insertion du pli, qui était d'abord située à gauche, se trouve placée sur la face antérieure de cette quatrième portion.

Il existera donc, à gauche du duodenum, un espace libre, prismatique, que les plis duodéno-mésocôliques viennent fermer en avant ; c'est cet espace libre qui formera les fossettes duodénales.

Si les bords des plis viennent à s'unir par leur corne gauche, on aura une fossette double, pourvue d'une ouverture unique, analogue à la fossette bifurquée de Waldeyer ; nous avons pu observer deux fois ce type, d'une façon très nette ; cette fossette n'est donc autre que la réunion des deux fossettes duodénales au niveau de la corne externe du bord libre de leur pli.

Que l'union des plis se fasse au niveau de la veine mésentérique inférieure, on se trouvera en présence de la fossette de Treitz ; dans ce cas, l'artère côlique gauche longeait le bord adhérent du pli inférieur et venait aussi longer le bord libre de la fossette à l'union des deux plis. La veine mésentérique inférieure courait dans le pli supérieur.

Un des plis peut manquer complètement, ou même il peut n'en pas exister du tout.

Enfin, la coalescence peut avoir été complète, et la cloison duodéno-mésocôlique exister tout le long de la quatrième portion du duodénum.

Nous rappellerons ici que Trèves a décrit un pli duodéno-mésocôlique régnant tout le long de la quatrième portion et se terminant en haut et en bas par deux bords libres parallèles ; on peut voir là un cas type de pli duodéno-mésocôlique, affirmant d'une façon certaine la justesse de la théorie de la coalescence, car aucun autre processus n'aurait pu arriver à la formation d'un pareil pli.

Les travaux de Brœsike sur ce sujet, ont montré

comment les plis duodéno-mésocôliques pouvaient prendre insertion à gauche ou à droite de la veine mésentérique inférieure ou sur la veine elle-même. Dans ce dernier cas, s'il existait un plica venosa, le pli duodéno-méso-côlique se confondrait avec lui et la veine courrait dans le pli, à une distance plus ou moins grande du bord adhérent, mais jamais au niveau de son bord libre.

Brœsike admet comme exacte la théorie de Waldeyer relativement au plica venosa. Il en donne des preuves que nous n'avons pu réfuter ; nous admettrons donc que le plica venosa est soulevé par la veine mésentérique qui se trouve trop courte pour suivre complètement l'évolution du mésocôlon à gauche.

Pourquoi le pli duodéno-mésocôlique supérieur s'insère-t-il toujours sur la veine quand il y a un plica venosa ?

Peut-être est-ce parce que la veine exerce sur le duodénum une pression qui favorise la coalescence à ce niveau.

Nous ajouterons que l'existence d'un pli veineux préexistant ne nous semble pas nécessaire pour que la veine se trouve dans l'épaisseur du pli duodéno-méso-côlique ; quand le pli se forme, il attire a lui, pour se développer une partie du feuillet antérieur ou droit du mésocôlon et, si la veine se trouve dans le voisinage, elle viendra courir entre les deux feuillets du pli ; mais elle ne fait que suivre le mouvement du pli, ce n'est pas elle qui le détermine, elle est entraînée avec lui par l'adhérence au duodénum.

Nous expliquons donc uniquement, par la théorie de la coalescence, la formation des *fossettes duodénales supé-rieure et inférieure*, et nous trouvons une preuve irréfutable de sa justesse dans l'espèce de trouble, d'épaississement, qui se remarque sur la face antérieure du duodénum au niveau des points où a dû se faire l'adhérence, trouble que Brœsike a signalé le premier.

En outre, nous croyons que les plis d'adhérence se forment en même temps que les autres adhérences duodénales. S'il n'y a pas de plis quand le duodénum est fixé, il n'y en aura jamais, parce que, précisément, les conditions requises pour la formation des adhérences cessent d'être remplies.

Ajoutons qu'on a vu les plis duodéno-mésocôliques exister sur des sujets où le duodénum, situé à droite de la colonne vertébrale, était très éloigné de la veine mésentérique inférieure, qui, par conséquent, ne pouvait jouer aucun rôle dans la formation de ces plis.

Quant au *recessus venosus* de Brœsike, nous admettons avec lui qu'il est soulevé par la veine mésentérique inférieure, et nous en donnerons les raisons adoptées par l'auteur allemand, qui nous paraissent conformes à la réalité des choses.

Quand le mésocôlon descendant est encore dans le plan sagittal, la veine mésentérique inférieure peut se trouver près de la colonne vertébrale, immédiatement en avant d'elle, ou, au contraire, elle peut s'en éloigner, cheminant entre les deux feuillets mésocôliques, plus en avant, près de l'intestin.

Si nous avons affaire à ce dernier cas, qu'arrivera-t-il quand le duodénum dévie vers la droite, tandis que le mésocôlon se rabat à gauche ?

Il arrivera que le *plica venosa* se manifestera sans traction ; que le mésocôlon descendant soit libre ou accolé au péritoine pariétal, le résultat est le même, pourvu qu'il y soit bien appliqué.

Pour qu'il se forme un plica venosa bien accusé, il faut :

1° Que la veine mésentérique inférieure passe dans le

mésocôlon primitif à une certaine distance en avant de la colonne vertébrale.

2° Que son segment terminal soit écarté dans une certaine mesure de cette même colonne.

3° Que la veine soit fortement tendue entre ses racines, situées dans le bassin, et son point d'abouchement dans la veine splénique ou la veine mésentérique supérieure. Inversement, si la veine est allongée et relâchée, elle devrait toujours se reporter à gauche avec le mésocôlon descendant et former un plica venosa insignifiant ou même nul.

Dans les cas typiques de plica venosa, celui-ci s'efface quand on coupe la veine contenue dans le péritoine, preuve que le pli est bien soulevé par la veine.

Si la veine est à la base du pli, il faut admettre que le pli a débordé la veine en dedans, sous l'influence de la traction ou que le pli s'est confondu avec d'autres plis péritonéaux non vasculaires.

Nous venons de voir comment, le côlon se portant à gauche, il se produit un pli au niveau des points où le duodénum adhère au mésocôlon ; mais comment et pour quelle cause le côlon descendant, d'abord dans le plan sagittal, vient-il se mettre dans le plan frontal ?

C'est tout simplement par suite du développement de plus en plus grand des anses de l'intestin grêle qui, d'abord encadré par l'arc côlique, finit par repousser cet arc de toutes parts, en haut, à gauche et à droite.

Les plis d'adhérence se montrent d'autant plus développés que le côlon est arrivé plus près de sa situation normale.

Mais il faut remarquer que les plis sont très variables au point de vue de leur épaisseur comme au point de vue de leur étendue. Il en est qui sont très minces, transparents et qui sont sans aucun doute les plis embryonnaires de forme pure ; d'autres, au contraire, sont épais, infiltrés de graisse et même vascularisés ; il faut bien admettre, dans ce dernier cas, que le pli subit un accroissement propre ainsi que l'a prétendu Toldt et que l'a admis Brœsike.

Nous pensons avoir établi suffisamment le mode de formation des fossettes *duodénales supérieure et inférieure*, ainsi que celui des *poches de Waldeyer et de Treitz*, qui ne sont que des variétés de ces fossettes.

La même théorie nous servira à expliquer le développement des *fossettes duodéno-jéjunale* et *rétro-duodénales* et du *recessus intermésocolicus* transversus de Brœsike.

Le côlon transverse, en effet, possède vis-à-vis de l'angle duodéno-jéjunal et du jejunum les mêmes rapports que le côlon descendant avec la quatrième portion duodénale.

En conséquence, le feuillet inférieur du mésocôlon transverse se trouve en rapport avec la face supérieure et antérieure de la flexura duodéno-jéjunale.

Or, le même processus d'accolement que nous avons vu se produire entre le duodénum et le mésocôlon descendant peut exister ici ; Brœsike l'a observé et il a remarqué que la coalescence partait à la fois du muscle de Treitz et d'un second point, situé en bas et en avant du premier sur la face antérieure de l'angle duodéno-jéjunal, pour s'étendre ensuite le long des deux faces de la flexura. Il se produit ainsi deux lignes d'adhérence entre le mésocôlon transverse et la face supérieure de l'angle duodéno-jéjunal, lesquelles seront l'origine de deux plis péritonéaux limitant une fossette que nous appellerons avec Jonnesco *fossette duodéno-jéjunale* ; cette fossette aura son fond au niveau de la racine du mésocôlon transverse, dont le feuillet inférieur forme la paroi supérieure de la poche.

Le mécanisme suivant lequel se forment les plis d'union du mésocôlon transverse au duodénum a été expliqué par Endres.

Après avoir exposé la théorie de Toldt, qui invoque la traction exercée sur le mésocôlon descendant par le déplacement du cæcum à droite et en bas, il parle de l'adhérence qui s'établit entre le mésocôlon transverse et l'angle duodéno-jéjunal. Pour qu'il se forme des plis à ce niveau, il faut que les deux surfaces primitivement accolées se séparent.

La force qui produit cette séparation est la résultante de deux facteurs : c'est, d'un côté, la traction qui s'exerce sur le jejunum en bas et à droite et que nous voyons mentionnée par tous les auteurs et, en second lieu, l'adhérence du mésocôlon transverse au mésogastre qui maintient ce mésocôlon dans une position fixe et l'empêche de descendre sous l'effort de la traction de l'intestin grêle.

M. Rogie, dans sa dernière publication, rapporte un fait qui prouve bien la nécessité de cet accolement du mésocôlon transverse au mésogastre. Dans ce cas, trouvé par W. Grüber, les divers mésos n'avaient pas subi l'adhérence avec le péritoine pariétal et le gros intestin était venu coiffer comme d'un abat-jour la masse de l'intestin grêle. Il est facile de comprendre que, dans ces conditions, il ne peut se former de plis duodéno-méso-côliques. (V. plus loin un cas de pseudo-hernie droite.)

Ajoutons à cette cause le développement progressif des anses de l'intestin grêle qui, repoussant en haut le côlon transverse et son méso, contribuent à séparer ce dernier de la partie supérieure de l'angle duodéno-jéjunal.

Si l'on s'est bien rendu compte de la forme et de la

situation des deux plis duodéno-mésocôliques, on comprendra facilement comment Jonnesco a pu prétendre que l'angle duodéno-jéjunal pénétrait dans le mésocôlon transverse chaque fois qu'il y avait fossette duodéno-jéjunale.

Dans la grande majorité des cas, l'adhérence se fait entre le duodéno-jéjunum et le mésocôlon transverse au niveau de la veine mésentérique ; celle-ci s'éloigne ensuite du bord libre du pli quand les surfaces s'écartent et on la retrouve contournant le fond de la fossette.

Dans un seul cas, celui de la fossette double de Jonnesco, la veine courait dans le bord libre du pli ; nous admettrons avec Brœsike qu'il y avait là primitivement un plica venosa qui s'est accolé à la flexura, sauf en deux points correspondant aux ouvertures des fossettes.

La face inférieure de la *fossette duodéno-jéjunale* est formée par la face supérieure de l'angle duodéno-jéjunal. Si, pour une raison quelconque, la face postérieure du duodénum n'avait pas subi l'accolement avec le péritoine prévertébral, la fossette que nous venons de décrire se prolongerait en arrière de la portion ascendante, aussi loin que le duodénum ne serait pas adhérent et on se trouverait en présence de la fossette duodénale postérieure de Brœsike ou poche de Grüber-Lauzert que nous appellerons *fossette retro-duodénale*.

Les parois droite et gauche de cette poche seraient formées par des plis d'adhérence, unissant les faces de la portion ascendante au péritoine pariétal postérieur.

La poche décrite dans l'anatomie de M. Poirier, et dont nous n'avions pas encore connaissance quand nous avons décrit la poche de Grüber-Lanzert, nous paraît devoir se former de même par un défaut d'accolement entre la face postérieure de la troisième et de la quatrième portion du duodénum et la paroi abdominale postérieure. L'adhérence a eu lieu seulement au niveau des deux bords droit et gauche de la quatrième portion, d'où la formation des deux *plis duodéno-pariétaux*; on comprend facilement que le gauche sera plus long que le droit, puisqu'il s'étend depuis le coude duodéno-jéjunal jusqu'au troisième coude duodénal, tandis que le droit est limité en haut par le mésentère jéjunal et par le muscle de Treitz. La manière dont se forment ces plis, rend très bien compte de la formation des autres plis duodénaux, qui n'ont pas une origine différente.

Le *recessus intermesocôlicus transversus* de Brœsike est formé par un même processus adhésif entre le mésocôlon transverse et le jéjunum, suivant le bord antérieur de celui-ci, ainsi que l'admet l'auteur allemand lui-même.

Il en est de même de la fossette *sus-mésocôlique*, que nous avons observée au niveau de la première portion du duodénum. Elle nous paraît s'être formée au moyen d'un pli d'adhérence, unissant la face antérieure de la première portion au feuillet supérieur du mésocôlon descendant ; peut-être, dans ce cas, était-ce une adhérence secondaire effectuée après la naissance, mais nous devons dire qu'il n'y avait dans ce cas aucun signe de péritonite.

Cette théorie de la coalescence n'est pas une simple hypothèse ; on peut se rendre compte de visu du travail d'adhérence qui a eu lieu, au moyen des lignes de soudure que Brœsike a été le premier à mettre en lumière et qui se remarquent nettement sur les sujets assez jeunes au niveau des points où les plis prennent insertion sur le duodénum.

On peut, d'ailleurs, suivre pas à pas les progrès de la coalescence en examinant des fœtus de différents âges et on observe que le duodénum perd de sa liberté à mesure que l'enfant se développe.

Nous avons pu ainsi examiner plusieurs fœtus et nous donnerons les faits observés à la fin de cette étude. Ajoutons que le *plica venosa* de Brœsike, seul, semble échapper à la genèse commune et paraît formé par un soulèvement du péritoine par la veine mésentérique inférieure ; mais nous ferons remarquer qu'il est rarement isolé et que, dans la plupart des cas, il est lui-même le siége de l'accolement avec le duodénum. Il nous reste maintenant à étudier ce que Brœsike a appelé *fossette parajéjunale* ou *mésentérico-pariétale*.

L'auteur allemand explique la formation de cette fossette par un défaut d'accolement du mésentère jéjunal au niveau du point où le jejunum commence à être libre après son adhérence anormale avec le duodénum et le péritoine pariétal postérieur.

Brœsike pense que, pour qu'il se produise une hernie dans le recessus mésentérico-pariétal, il faut que le jéjunum soit accolé préalablement au duodénum et à la paroi abdominale postérieure, comme dans les deux cas qu'il a observés ; mais, nous pensons que si le jejunum se trouve sous la racine du mésentère commun, c'est qu'il est venu s'y loger quand il était libre et ce n'est que secondairement qu'il s'y est accolé. (V. fig. I, pl. II).

Nous croyons que, dans ce cas, le jejunum est venu s'engager dans un recessus préformé, dont le bord antérieur renfermait l'artère mésentérique supérieure et qu'il est resté enclavé en arrière de la même façon que la troisième portion du duodénum. C'est dans ces conditions déjà réalisées que, comme le duodénum aussi, il a dû s'accoler au péritoine pariétal sous-jacent.

Si le jejunum a pu rester enclavé derrière l'artère

mésentérique, c'est que celle-ci se trouvait fixée au niveau de l'angle ileo-côlique, de sorte que l'aire du mésentère commun, située à droite de la mésentérique supérieure, formait la paroi antérieure du sac préformé.

Ou bien, le jejunum venant à se fixer, maintient en arrière du mésentère commun, les anses qui lui font suite et empêche le mésentère commun de contracter sa coalescence aux points correspondants ; que celle-ci se produise alors au niveau de l'angle ileo-côlique et les anses retromésentériques vont se trouver emprisonnées dans un véritable sac formé secondairement.

Quoi qu'il en soit, on trouve, sous la racine du mésentère, à une distance plus ou moins grande de la troisième portion du duodénum, une poche contenant déjà une portion plus ou moins grande du jéjunum, et s'étendant sous le mésentère commun entre ce dernier et la paroi abdominale postérieure ; c'est cette poche que Brœsike a décrite sous le nom de *fossette mésentérico-pariétale* à cause de sa situation entre le mésentère et la paroi abdominale postérieure.

Outre les deux cas rapportés par Brœsike, cette fossette a été observée par Grüber (2e cas).

Treitz, Grüber et Schiefferdecker rapportent d'autres cas où il n'y avait pas de fossette, bien que le jéjunum fût accolé sur une certaine portion de son étendue.

Ainsi donc, la *fossette mésentérico-pariétale* est une poche analogue par son mode de formation à la fossette intersigmoïde (1) et siégeant entre le mésentère commun qui se trouve en avant, et la paroi abdominale postérieure. La paroi antérieure est donc formée de deux feuillets

---

(1). V. M. Rogie. — Fossette intersigmoïde.

péritonéaux et la paroi postérieure d'un seul ; la poche se dirige en haut et à droite dans la direction de l'angle hépatique du côlon.

L'orifice, tourné en bas et à gauche, est bordé en avant par la racine du mésentère commun contenant dans son épaisseur soit l'artère mésentérique supérieure, soit l'artère ileo-côlique.

La fossette mésentérico-pariétale est donc formée essentiellement par un défaut d'adhérence de la racine du mésentère avec la paroi abdominale postérieure. Il en résulte une ouverture qui donne entrée dans une poche située à droite du mésentère, sous le mésocôlon ascendant ; c'est la fossette mésentérico-pariétale.

Presque toujours, il se forme accessoirement à la partie inférieure de l'orifice, un *pli mésentérico-mésocolique* (2 fig., 1 pl. II) dont le bord libre forme la limite inférieure de l'orifice de la fossette. Ce pli se forme de la même manière que les plis duodéno-mésocôliques ; son développement sera étudié à propos de la fossette suivante.

Ce pli existe presque toujours dans le cas de fossette mésentérico-pariétale.

Enfin, il nous reste à étudier le développement d'une fossette que nous avons observée sur plusieurs fœtus et que nous n'avons vu signalée par aucun auteur.

Elle se trouve à la partie inférieure de la troisième portion du duodénum ; et est limitée par un pli qui unit le mésentère au mésocôlon iliaque ; ce pli n'est autre que le plica *duodeno-mesocôlica* de Toldt.

D'après nos observations, ce serait un pli de traction, analogue aux plis duodéno-mésocôliques.

Quand l'anse intestinale est encore dans le plan sagittal, le mésentère de l'intestin grêle se trouve en effet en rapport avec le mésocôlon et des adhérences peuvent se former entre ces deux organes comme entre le duodénum et le mésocôlon descendant ; il en résultera, au moment où les deux surfaces péritonéales se sépareront, la formation d'un pli limitant en arrière de lui une fossette ; Toldt a confondu ce pli avec le pli duodéno-mésocôlique inférieur ; il suffit de regarder la figure 3 pl. III, pour se convaincre de l'existence propre de ces deux plis.

La fossette ainsi déterminée a son ouverture tournée à gauche et son fond repose contre la racine du mésentère commun.

Si ce pli existe dans le cas de fossette mésentérico-pariétale, il favorise considérablement la pénétration des anses intestinales.

Cette *fossette infra-duodénale* nous paraît être le point de départ de la *fossette mésentérico-pariétale*. Que faut-il en effet, pour que cette transformation se réalise ? Il suffit que la racine du mésentère ne soit pas adhérente au niveau du fond de la *fossette infra-duodénale*. Celle-ci pourra alors s'étendre à droite sous le mésocôlon ascendant qui n'est encore adhérent à cette époque de la vie embryonnaire qu'au niveau du côlon.

Donc, d'après nos observations et la description de Brœsike, la *fossette mésentérico-pariétale* n'est autre que la *fossette infra-duodénale*, communiquant avec la cavité rétro-mésocôlique par un défaut d'adhérence de la racine du mésentère avec la paroi abdominale postérieure.

Si l'on veut bien maintenant se reporter à la description de la *fossette de Lanzert* et de la *fossette paraduodénale* de Jonnesco, on verra que ces poches sont formées par une charpente vasculaire constituée par l'artère côlique gauche, d'une part, et, d'autre part, par la veine mésentérique inférieure ; seulement, il faut remarquer que cette charpente vasculaire, qui, pour les auteurs précités forme l'orifice de la fossette, est reliée au mésentère de l'intestin grêle et au duodénum par des plis très accusés dans le cas de Lanzert (Jonnesco, p. 45), et moins dans les cas de Jonnesco (anatomie de Poirier, p. 261). Ces plis sont, en haut, le *pli duodénal supérieur*, contenant dans son épaisseur la veine mésentérique supérieure, et, en bas, le *pli mésentérico-mésocôlique*, le même qui forme notre *fossette infra-duodénale* et que Toldt décrit sous le nom de *pli duodéno-mésocôlique* ; nous avons vu que Toldt faisait de ce pli la corne inférieure de la fossette de Treitz, parce qu'il l'avait vu remonter très haut ; la figure de Jonnesco, de même que notre figure 3, planche III, montre ces plis existant séparément.

Or, dans le cas figuré par Jonnesco, de même que dans celui de Lanzert, le *pli mésentérico-mésocôlique* contient dans son épaisseur l'artère *côlique gauche*, de même que le *pli duodéual supérieur* contient la *veine mésentérique inférieure* ; nous croyons que, dans ces cas, le pli artériel a été soulevé par l'adhérence du mésocôlon au mésentère lors du rabattement du côlon à gauche et que l'artère a suivi le mouvement du mésocôlon entre les feuillets duquel elle était située. Par conséquent, la fossette para-duodénale serait formée de la réunion de deux poches : la *fossette duodénale supérieure*, dont le pli contient la veine mésentérique, et la *fossette infra-duodénale*, dont le pli renferme l'artère côlique gauche.

Il suffit, pour s'en convaincre, de regarder et comparer la figure de Jonnesco (Poirier, t. IV, fig. 114) avec notre fig. 3, pl. III, dont les plis seraient supposés vasculaires.

Aucune autre théorie ne nous paraît satisfaisante pour expliquer la production de cette poche.

Brœsike prétend qu'elle n'est qu'un sac herniaire déshabité ; il serait assez singulier qu'une telle poche, présentant au plus haut degré les caractères propres à constituer une hernie, comme nous le verrons plus loin, ait laissé échapper les anses intestinales après les avoir admises.

Du reste, la théorie de la coalescence, outre l'appui qu'elle trouve dans les considérations anatomiques et embryologiques que nous croyons avoir indiquées suffisamment, a le mérite de répondre à tous les cas observés, sauf aux fossettes formées par un soulèvement vasculaire qui, nous le répétons, sont rares et toujours très peu marquées.

Nous ajouterons que, sur plusieurs fœtus, nous avons pu, non-seulement observer les lignes de soudure indiquées par Brœsike, mais encore les décoller et faire ainsi disparaître les plis.

Les notions embryologiques que nous venons de donner nous permettent de classer les fossettes péri-duodénales en un groupement régulier.

Nous distinguerons donc :

1º Des fossettes dûes à des plis de traction à la suite d'adhérences.

Telles sont : les fossettes *duodénales* et celles qui en dérivent : fossette double de Waldeyer et fossette de Treitz ; la fossette *duodéno-jéjunale* ; la fossette *infra-duodénale* ; la fossette *intermésocôlique transverse* et la fossette *sus-mésocôlique* ; la fossette *para-duodénale ou de Lanzert.*

2º Des fossettes dûes à un défaut de coalescence.

Telles sont les fossettes *rétro-duodénales supérieure* et *inférieure* et la fossette *mésentérico-pariétale.*

3º Des fossettes dues à un soulèvement vasculaire.

Comme le *recessus veineux.*

CHAPITRE III

APPLICATIONS CHIRURGICALES

Hernies retropéritonéales gauches et droites

Nous ne pouvons, dans un ouvrage aussi restreint, étudier séparément tous les cas de hernies duodénales connues dans la science ; nous voulons seulement exposer par quel mécanisme général se produisent ces hernies et quelles sont les fossettes qui, par leur forme et leur position, en sont le siége le plus fréquent.

Et d'abord, il faut distinguer deux espèces de hernies duodénales : les unes se développent dans la partie gauche de l'abdomen et les autres à droite, d'où la division en hernies rétropéritonéales droites et gauches.

Les secondes sont de beaucoup les plus fréquentes ; on en a rencontré de toutes les tailles et de toutes les formes, depuis la hernie complète de Treitz, jusqu'aux cas ébauchés de Lambl et de Grüber.

PHYSIOLOGIE PATHOLOGIQUE

Treitz a bien exposé par suite de quels phénomènes physiologiques, l'intestin pouvait pénétrer dans les poches péritonéales ; d'après lui (V. Jonnesco, p. 95), le plus grand rôle est joué par la *pression alimentaire* ; le bol alimentaire, en venant distendre l'intestin, lui donne un volume et un poids qui peuvent être suffisants pour pousser une anse intestinale dans une poche convenablement placée ; l'anse une fois introduite dans la poche, tendra à en attirer d'autres, par suite d'un mécanisme bien mis en lumière par Treitz : celui-ci place une portion de l'intestin sur le bord d'un vase et verse ensuite de l'eau par le bout supérieur ; on voit alors le liquide, par son seul poids, attirer peu à peu dans le vase les autres anses.

La chose se passe exactement de même dans le cas de hernie ; le liquide est alors celui que l'on introduit comme boissons, augmenté des sucs digestifs, et son action est encore aidée par la pression abdominale et surtout par les divers *mouvements du corps*, marche, équitation, etc. C'est donc de cette manière que les anses intestinales sont appelées dans la fossette ; mais, pour qu'il y ait hernie, il faut que, non-seulement les anses intestinales puissent pénétrer dans la poche, mais encore qu'elles n'en puissent plus sortir ; Treitz assigne ce rôle de soupape à l'arc vasculaire qui porte son nom, et c'est pour cela que, dans tous les cas où on a pu observer des hernies rétropéritonéales, l'orifice de ces hernies était toujours formé par un arc rigide, dans lequel couraient des vaisseaux ; dans les hernies gauches, l'orifice est constitué par l'aorte, la veine mésentérique inférieure et l'artère côlique gauche ; si la fossette qui devient le siége de la hernie était la poche de Treitz, il est facile de se rendre compte que les anses intestinales repoussent entre les deux feuillets du mésocôlon la partie du feuillet antérieur de ce mésocôlon qui forme le fond de la fossette et ce même feuillet antérieur se repliera en-dedans jusqu'à ce qu'il soit arrêté par un obstacle suffisant qui, dans la circonstance, se trouve être l'arc vasculaire de Treitz.

C'est ce qui a fait dire à Brœsike que le siége unique des hernies rétro péritonéales gauches était le recessus venosus, parce que, en effet, pour qu'il y ait hernie, il faut qu'il y ait au bord de l'orifice un vaisseau résistant, capable d'empêcher la distension de cet orifice qui, sans cela, laisserait échapper les anses intestinales aussi facilement qu'il les a laissé entrer.

D'autre part, d'après les observations de Brœsike lui-même, il est rare que le recessus venosus dans sa forme pure soit assez développé pour donner naissance à une hernie ; au contraire, quand il y a combinaison du recessus venosus avec la fossette duodénale inférieure par union du plica venosa et du plica duodéno-mesocôlica inferior, on se trouve en présence d'une vraie fossette de Treitz ou même d'une poche de Lanzert, dont l'orifice, large et béant, se trouve tout près de l'angle duodéno-jéjunal, et on comprend très bien que le jejunum puisse, à un moment donné, basculer dans cette fosse et y entraîner tout le reste de l'intestin grêle par suite du mécanisme qu'a si bien montré Treitz dans son expérience. (V. Jonnesco, p. 96).

Au fur et à mesure que les anses arrivent dans la poche, celle-ci se développe en ouvrant devant elle les deux feuillets du mésocôlon descendant et même du mésocôlon transverse ; la paroi interne de la poche se distend et fait appel à tout ce qui peut venir en dedans du feuillet antérieur du mésocôlon et c'est ainsi que la veine mésentérique inférieure, avec l'artère côlique gauche, se trouve amenée à former le bord antérieur du sac ; et cela est tellement vrai que, si la veine ne chemine pas dans la paroi antérieure de la fossette, il ne se forme pas de hernie. Nous avons vu des cas où l'on observait à gauche de l'angle duodéno-jéjunal, une vaste poche admettant le poing et formée par un pli duodéno-méso-côlique inférieur très épais et remontant très haut, de telle sorte que l'angle duodéno-jéjunal était presque inclus dans la poche et cependant, il n'y avait pas de hernie, parce que, précisément, la veine mésentérique, située en dedans de l'insertion du pli sur le mésocôlon, courait dans la paroi postérieure de la fossette.

Nous croyons donc que la condition essentielle à la formation d'une hernie rétro-péritonéale est la présence d'un gros vaisseau, veine ou artère, venant se placer au bord libre de l'orifice, soit par sa position naturelle, soit par suite de la poussée des anses vers la poche, et rendant cet orifice inextensible.

Qu'une poche, primitivement avasculaire, finisse par passer sous un vaisseau du voisinage et arrive à former une hernie, nous ne le contestons pas, et c'est ainsi que doit se former la hernie de Lanzert, mais la hernie n'est vraiment constituée que dès l'instant où le vaisseau est venu en border l'orifice.

Si nous examinons maintenant les diverses fossettes qui peuvent donner lieu à des hernies gauches, nous voyons que les *fossettes duodénales* pures, avasculaires, ne peuvent guère nous intéresser. Brœsike observe d'ailleurs avec raison, que la quatrième portion du duodénum, en se dilatant, tend à effacer ces fossettes, bien loin de se renverser à leur intérieur.

La *fossette duodéno-jéjunale* de Jonnesco, par sa situation élevée, au-dessus de l'angle duodéno-jéjunal, ne paraît guère apte à recevoir cet angle qui, sous l'influence de la poussée alimentaire, tend plutôt à se porter vers la gauche.

Le *recessus intermesocôlicus transversus* de Brœsike ne peut non plus recevoir d'anses intestinales, à cause de la direction de son grand axe et de la position de son orifice.

Au contraire, la *fossette de Treitz* formée par l'union du *recessus venosus* avec le pli *duodéno-mésocôlique inférieur*, est, par son ampleur, sa forme, la position de son orifice à gauche de l'angle duodéno-jéjunal, toute prête à recevoir cet angle et, à sa suite, tout l'intestin grêle. D'autre part, la veine mésentérique inférieure et l'artère côlique gauche, qui courent dans sa paroi antérieure, arrivent bientôt, par suite des progrès de la hernie à border l'orifice de la poche, rendant ainsi celui-ci inextensible et s'opposant à la sortie des anses déjà entrées. Il en est de même de la fossette de Lanzert, qui présente les mêmes caractères que la poche de Treitz.

Brœsike prétend que le pli duodénal supérieur, quand il existe, empêche la formation de la hernie; nous ne voyons pas pourquoi, car ce n'est pas la flexura elle-même qui doit pénétrer dans la poche, mais bien le jejunum libre.

Le *recessus venosus* pur pourrait, d'après le même auteur, recevoir une hernie, et il cite à l'appui de cette opinion les cas de Lambl et de Grüber où on voyait une anse jéjunale retenue derrière un pli veineux pur et très accusé ; cependant, ces cas doivent être bien rares, et nous avons vu un cas où un pli veineux bien marqué, longeant presque l'angle duodéno-jéjunal, n'avait déterminé aucun déplacement de l'intestin.

Nous avons déjà dit qu'il y avait deux sortes de hernies rétropéritonéales ; nous verrons plus loin que les hernies droites sont soumises aux mêmes conditions anatomiques que les gauches.

HERNIE GAUCHE

Nous donnons ici la reproduction d'une hernie rétropéritonéale gauche observée par M. le professeur

Augier et bien décrite par M. le professeur Rogie : (1)
Le gros intestin présente a peu près son trajet classique.
Le côlon descendant est appliqué immédiatement contre
la paroi abdominale postérieure où il est retenu par un
méso très court.

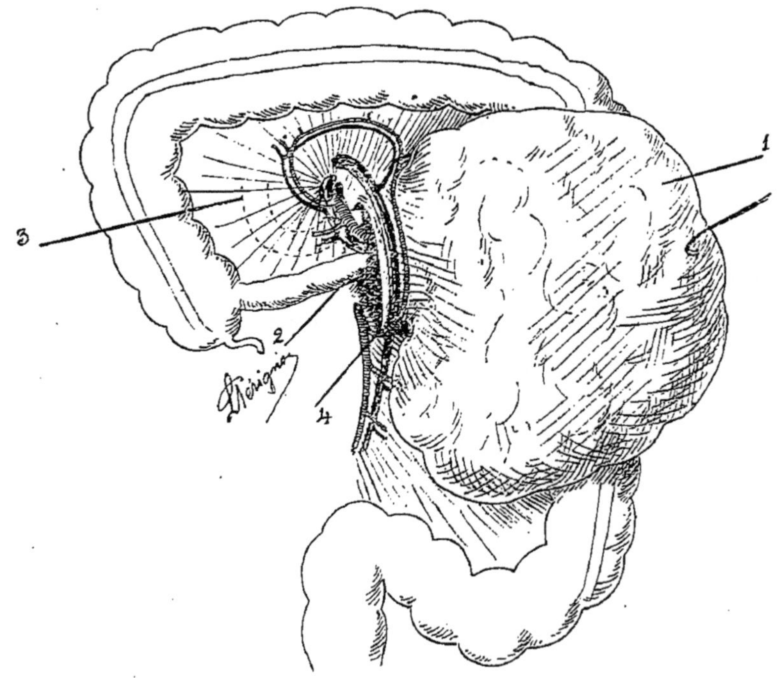

Figure IV (cas de hernie gauche de M. Rogié)

1. — Hernie rétropéritonéale développée dans une fosselte duodénale ou duodéno-
jéjunale.
2. — Iléou s'engageant dans l'orifice du sac.
3. — Portion du duodénum située sous la racine du mésentère.
4. — Bord libre de l'orifice ou sac contenant l'artère mésentérique inférieure et
l'artère côlique gauche supérieure. Ces deux vaisseaux sont compris dans
le pli que forme le collet extérieur du sac en se réfléchissant pour se
continuer avec le feuillet intérieur. (Vus par transparence sur la figure).

Les cas de hernie rétropéritonéale gauche sont assez rares. Jonnesco, dans son
travail de 1890 en compte 57 cas.

Depuis on en a observé 7 nouveaux exemples qui sont les suivants :

1°. M. Rogie. — Examen d'un cas de hernie rétro-péritonéale, Lille (Société des
sciences médicales, avril 1890).
2°. Clarke (J. J.) — A case of retroperitoneal hernia. Path. Society, 1892-1893
XLIV. — 67-69.

Tout l'intestin grêle, à part le duodénum et une petite portion de l'iléon, est contenu dans une poche dépendant clairement du mésocôlon descendant (V. fig. IV).

Les vaisseaux mésentériques supérieurs pénètrent dans le sac avec le mésentère de l'intestin grêle, tandis que la veine mésentérique inférieure et l'artère côlique gauche bordent l'ouverture du sac en avant ; en arrière, c'est l'aorte qui limite cet anneau vasculaire.

Il est facile de se rendre compte de la manière dont s'est formée cette hernie, qui peut passer pour une hernie gauche typique.

Les schémas qui suivent montrent, mieux que n'importe quelle description, comment la hernie s'est produite.

On voit nettement comment les anses intestinales, passant sous la veine mésentérique inférieure et l'artère côlique gauche, refoulent peu à peu devant elles le feuillet antérieur du mésocôlon transverse et arrivent à se loger totalement sous le pli ainsi formé. Il s'ensuivra nécessairement que la paroi antérieure sera formée de deux feuillets.

Finalement, le mésentère se soude aux deux lèvres de l'orifice, et la hernie est définitivement constituée. Si la hernie est de très gros volume, elle arrive jusqu'au côlon descendant dont elle n'est séparée que par le feuillet

---

3°. Sonnenburg (E.). — Ein operation geheilter Fall von innerer Emklemmüng (hernia retroperitoniales Treitzii Fesbschuft z. Fer..... Fv von Esmarch Keil und Leipzig, 1893, 125-142.

4°. Manski. — Ueber retroperit. Hernien. Separat. a. d. Münch. med. Wochensch N° 23 u. 24, 1894.

5°. Bruening Th. — Ein fall von Hernia duodéno-jejunalis sinistra. (Hern. retrop. Treitzii). Würtzburg, 1894.

6° Klefberg F. — Hernia retrop. incarcerata. Tidskr i. mil. Helsov. Stockolm 1894. XIX 315-325.

7°. Rueping K. — Ein fall von Hernia retrop. Treitzii. Eine ovar. Vertauschend. Tübingen, 1895. mit 2 Tfl. 8o.

antérieur du mésocôlon refoulé en dedans de la poche et
et le côlon semble lui-même inclus dans cette poche.

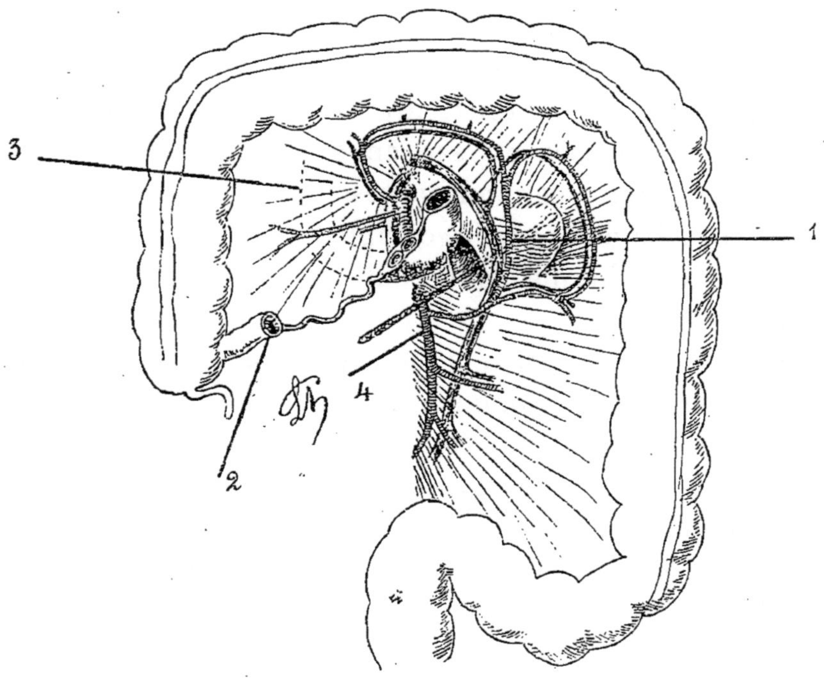

Figure V (d'après M. Rogie)

Destinée à montrer l'ébauche de la hernie rétropéritonéale.
Le stylet est enfoncé dans une fossette duodénale supérieure et en refoule le fond
en arrière de la veine mésentérique inférieur et de l'artère colique gauche
supérieure (1).
En regard de l'entrée de la fossette duodénale supérieure, se trouve l'orifice d'une
fossette duodénale inférieure qui répond au coude formé par l'union de la 3e portion
du duodénum avec la 4e.
2. — Iléon sectionné et relié à la coupe de l'anse duodéno-jéjunale par les deux
feuillets du mésentère. On voit entre ceux-ci la veine et l'artère mésentériques supérieures.
4. — Artère mésentérique inférieure.

Toutes les hernies rétropéritonéales gauches se développent de cette façon et c'est une conséquence de leur
mode de formation, qui est identique.

Schèmas de la hernie gauche

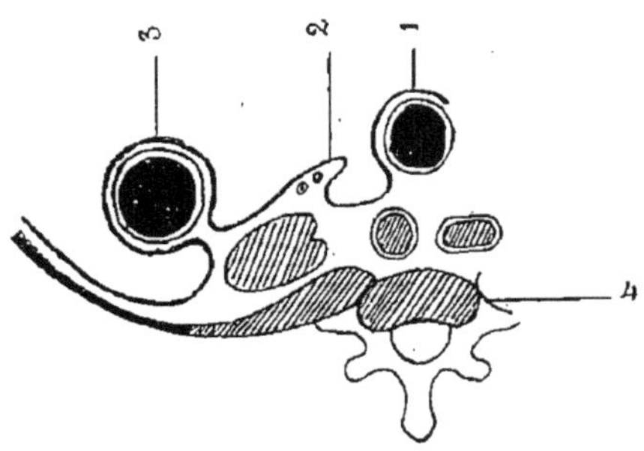

Figure VI (d'après M. Rogie)

1. — Péritoine recouvrant la 4ᵉ partie du duodénum.
2. — Pli péritonéal contenant l'artère côlique gauche supérieure et la veine mésentérique inférieure.
3. — Feuillet viscéral du côlon descendant.
4. — Vertèbre et paroi abdominale posterieure, au-devant de laquelle on voit le rein, l'aorte et la veine cave inférieure.

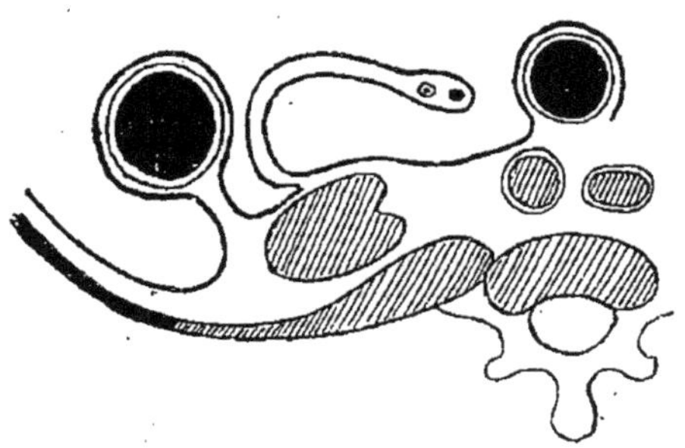

Figure VII

Comp. fig. V. — Stade déjà avancé de la hernie.

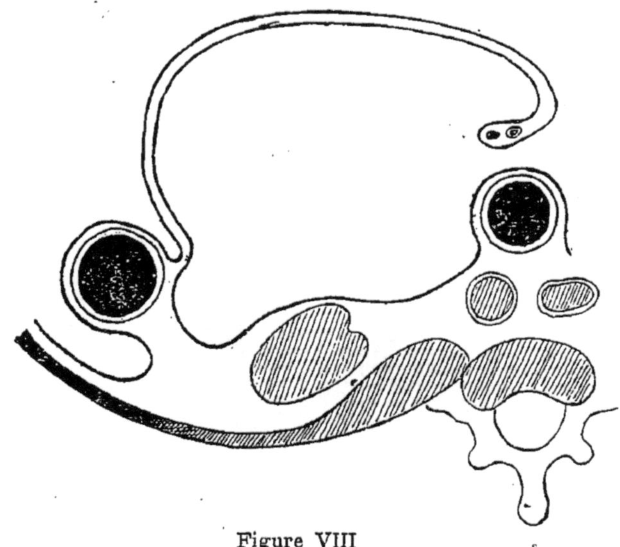

Figure VIII

Représente un stade plus avancé encore que celui de la fig. VI.
L'orifice du sac est supposé libre.

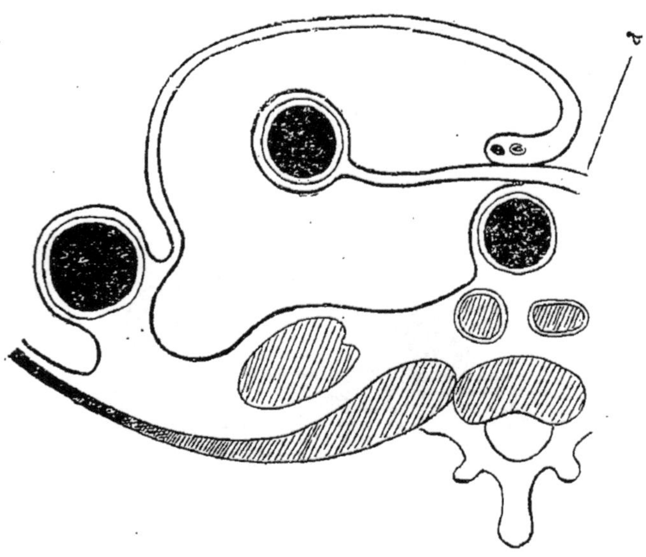

Figure IX

Même stade que la fig. VII.
a) Représente le mésentère accolé aux deux lèvres de l'orifice herniaire.

HERNIE DROITE

Nous n'insisterons pas sur ce sujet sur lequel les auteurs sont d'accord et nous passerons de suite aux hernies rétro-péritonéales droites beaucoup moins bien connues, probablement à cause de leur rareté.

On n'en connaît, en effet, que neuf observations, qui sont celles de Klob, en 1861, d'Eppinger en 1868, de Moutard, Martin, en 1870, de Zwaardemaker, en 1884, de Brœsike, en 1884, et en 1886, de Furst, en 1884, de Gérard-Marchant, et de Quenu, en 1885. Jonnesco rapporte dans son quarante-septième cas, page 225, une observation très singulière, dans laquelle il a cru reconnaître une hernie rétropé-ritonéale droite, opinion partagée du reste par Brœsike ; nous verrons bientôt que ce fait est à rayer du cadre des hernies rétropéritonéales et nous en donnerons les raisons.

On appelle hernies rétropéritonéales droites, les cas où l'intestin grêle, entrant en totalité ou en partie dans une poche péritonéale, est venu se loger dans la moitié droite de la cavité abdominale. Or, là comme ailleurs, on distingue de grosses et de petites hernies ; mais, ce qu'il y a de remarquable, c'est que le volume de la hernie influe d'une manière très marquée sur la situation respective du gros et du petit intestin ; comment expliquer cette particularité ? Nous le verrons dans un instant, mais nous voulons auparavant décrire deux des cas qui nous paraissent le plus intéressants ; l'un, le cas de Gérard-Marchant, représente une hernie de volume moyen ; l'autre, le premier cas de Brœsike, est une grosse hernie.

Voici l'observation de Gérard-Marchant, telle que la rapporte Jonnesco (1).

____

(1) p. 261, 63e cas.

Gérard-Marchant (observation inédite) 1885.

« A l'ouverture du ventre, on trouve le grand épiploon paraissant normal. Après l'avoir relevé, on tombe sur une vaste poche séreuse, mince, laissant voir par transparence les anses de l'intestin grêle y contenues.

En dehors du sac on ne trouvait, à part la première portion du duodénum, aucune autre partie de l'intestin grêle. Cette poche était encadrée par les côlons ; à droite, le cæcum adhérait à la poche par un assez long repli séreux. Le côlon ascendant, l'angle côlique droit et les deux tiers du côlon transverse étaient accolés intimement à la poche. L'angle côlique gauche, ainsi que le côlon descendant et l'S iliaque occupaient leur situation normale et étaient munis de mésos assez longs. La poche avait les dimensions d'une tête d'enfant. En bas, elle descendait jusqu'au promontoire, où elle adhérait. En soulevant le bord gauche de la poche, on put voir que celle-ci se réfléchissait de gauche à droite vers la colonne vertébrale. En relevant plus fortement en haut et à droite l'extrémité inférieure de la poche, on découvrait sur sa paroi postérieure un orifice ainsi constitué : Très large, on pouvait y passer facilement le poing. Il avait la forme d'un ovale allongé de haut en bas, de gauche à droite. Son bord postérieur était contre la colonne lombaire. Son bord antérieur se présentait sous l'aspect d'un repli tranchant, falciforme, semi-lunaire, à concavité regardant à gauche et en arrière. La lumière de l'orifice regardait le flanc droit de la colonne lombaire. Les deux cornes formant le bord libre de l'orifice se perdaient de la façon suivante : La supérieure s'insérait sur la colonne vertébrale et, de là, allait se perdre dans le feuillet séreux qui recouvrait le duodénum ; la corne inférieure, située près du cæcum, était contournée par la partie terminale de l'iléon, qui pénétrait dans le sac à ce niveau. On chercha à faire sortir l'intestin et on put facilement retirer et dévider tout l'intestin grêle contenu dans le sac. Alors, on constata que l'intestin était rattaché par son mésentère tout le long du bord libre de l'orifice du sac. Tout le long de ce bord libre cheminait l'artère mésentérique supérieure, qui pénétrait dans la corne supérieure du repli, immédiatement après sa naissance de l'aorte, continuait son trajet, quittait ce repli près de la corne inférieure, et allait se perdre au niveau de l'angle iléo-cæcal. De cette artère naissaient les branches destinées à l'intestin grêle, qui pénétrait dans l'épaisseur du mésentère. De la même artère partaient trois branches volumineuses qui se dirigeaient de gauche à droite dans l'épaisseur de la paroi antérieure du sac, vers les côlons ascendant et transverse. La paroi antérieure du sac est formée de deux lames séreuses.

En examinant la cavité du sac, on constate que sa paroi postérieure était formée d'une seule lame séreuse. Cette vaste poche se prolongeait en haut et à droite vers le foie, en passant par-dessus les vaisseaux rénaux, le rein et le psoas, du côté droit, en bas, elle descendait jusque dans la fosse iliaque, et recouvrait à ce niveau l'uretère droit. A la partie supérieure du sac, on voyait sa partie postérieure soulevée par le duodénum, qui pénétrait à ce niveau dans la poche, et se continuait, *après s'être détaché de cette paroi*, par le jejunum.

Ainsi, on ne voyait sortir du sac qu'un seul tube intestinal, la portion terminale de l'iléon qui présentait une *torsion sur son axe*, à sa sortie de la poche.

Nous avons cherché la continuité des différentes lames qui composaient l'enveloppe sérieuse de ce sac, et nous avons pu nous assurer que la paroi antérieure était recouverte par les feuillets : interne du mésocôlon ascendant, et inférieur du côlon transverse. »

On trouvera pl. IV, fig. 1 et 2, la reproduction de cette observation si intéressante ; nous ferons remarquer que le côlon, demeuré en place, encadre le sac et que, comme on peut le voir dans la fig. 2, le jejunum était libre et inclus dans le sac.

Voici maintenant l'observation de Brœsike, c'est celle du premier cas qu'il a observé :

« Garçon âgé d'environ deux ans, en bon état de nutrition, vaisseaux sanguins injectés avec une masse rouge ; autopsie durant l'hiver de 1884-1885, à la salle de dissection de Berlin.

Les deux élèves occupés à disséquer ce cadavre, m'appelèrent pour constater que chez ce sujet, tout l'intestin grêle était situé dans la moitié droite et tout le gros intestin, par contre, dans la moitié gauche de la cavité abdominale.

Je songeai d'abord à un cas de mesenterium commune, tel que Grüber et autres en avaient décrits dans de semblables conditions de position des intestins.

Cependant, en examinant de plus près la cavité abdominale, il se montre tout d'abord que l'intestin grêle et le gros intestin communiquaient par une ouverture, située à la hauteur de la dernière vertèbre lombaire, qui ne représentait rien autre chose que l'orifice d'un grand sac herniaire, situé dans la moitié droite de la cavité abdominale ; ce sac contenait presque tout le paquet des anses intestinales.

Après avoir suturé l'incision et remis tous les organes en la place qu'ils occupaient à l'ouverture de la cavité abdominale, on constata d'abord, à un examen superficiel, ce qui suit :

Le foie, et en particulier son lobe gauche, a paru fortement développé, en sorte que ce dernier butait à gauche contre la rate dont l'extrémité inférieure débordait de son côté le bord thoracique de quelques centimètres. Par suite, tout d'abord, on ne voyait rien de l'estomac.

. An-dessous du foie, la tumeur herniaire tombait sous les yeux, elle avait à peu près le volume d'une tête d'enfant, c'est-à-dire environ six centimètres de diamètre transversal, et environ onze centimètres de diamètre vertical. A travers la paroi assez transparente qui était sillonnée de fins cordons, on voyait nettement par transparence, les anses de l'intestin grêle.

La tumeur herniaire occupait toute la moitié droite de la cavité abdominale et débordait encore un peu par sa portion moyenne, la ligne médiane. A peu près le long de la limite comprise entre la paroi antérieure et la paroi gauche du sac herniaire, le cæcum et le côlon ascendant remontaient. Le cæcum correspondait dans sa situation assez exactement à la symphyse, au-dessus de laquelle il était immédiatement situé.

L'appendice, relativement long et fort, courait à partir de ce point, légèrement flexueux, dans la direction du ligament de

Poupart vers la droite et en haut à peu près jusqu'à environ la hauteur de l'épine iliaque autéro-supérieure. De même que le cæcum, l'appendice vermiculaire était libre de toutes parts ; il possédait même un court mésenteriole, dont les deux feuillets se continuaient, l'un avec la paroi antérieure, l'autre avec la paroi postérieure du sac herniaire. Si, en partant du cæcum, nous suivons par en haut le côlon ascendant, celui-ci court en formant une légère convexité à gauche jusqu'immédiatement au-dessous du foie, où il forme, à droite de la ligne médiane une courbure, la flexura côli-dextra. Le côlon ascendant est en même temps relié de telle façon avec le sac herniaire, que son revêtement péritonéal passe d'une part sur la paroi gauche et d'autre part, dans la paroi antérieure du sac herniaire, en sorte que cette portion horizontale concourt directement à former la paroi de ce dernier.

Le côlon transverse, qui déjà au niveau de la courbure, précédemment désignée sous le nom de flexura côli-dextra, possède un mésentère bien développé et un grand épiploon également bien constitué, se porte vers le bas jusqu'à peu près au voisinage du ligament gauche de Poupart, et reprend ensuite sa marche par en haut, jusqu'au bord gauche du foie, pour finalement se continuer avec le côlon descendant en formant la flexure gauche dirigée en arrière.

Le côlon descendant, recouvert à un examen superficiel par le transverse, est très court, accolé incomplètement seulement avec la paroi abdominale postérieure, et se continue ensuite avec la flexura sigmoïdea, pourvue d'une méso relativement long et qui, formant de nombreuses circonvolutions, et même s'insinuant au moyen d'une anse à droite entre le sac herniaire et la paroi abdominale postérieure, descend dans le petit bassin pour se continuer finalement avec le rectum sur son côté droit. Les conditions de volume de la portion du gros intestin précitée, ne présentaient, abstraction faite de la longueur relative des mésocôlons transverse et sigmoïde, rien d'anormal.

Si l'on recline en haut le sac herniaire, on voit nettement l'orifice dans lequel s'engage, à partir du cæcum, la partie inférieure de l'iléon ; six centimètres de ce segment intestinal, dont le mésentère,

libre et long de quelques centimètres, est attachée par sa ligne
radiculaire à la paroi du sac herniaire et se rapproche avec
l'intestin jusqu'au hile de la hernie, sont situés en dehors du sac
herniaire......

Tout le reste de l'intestin grêle, autant qu'on peut en juger, est
situé dans le sac herniaire. L'orifice herniaire présente, à l'état de
distension, un diamètre de trois à quatre centimètres.

Au niveau de ce dernier, se voit également, en dehors du segment
iléal, encore une autre anse grêle.

Le bord antérieur de cette ouverture est traversé par l'artère
mésentérique supérieure et par le commencement de l'artère iléo-
côlique. Le bord libre de l'orifice est, du reste, un peu épaissi;
celui-ci est éloigné du cæcum d'environ six centimètres et de la
paroi abdominale postérieure, le sac herniaire étant soulevé
d'environ un à deux centimètres. Le sac herniaire est complètement
libre, non seulement en avant, à gauche, à droite et en bas, mais
encore au niveau de toute la partie inférieure, de beaucoup la
plus étendue, de sa paroi postérieure, non reliée à ce niveau avec
la paroi abdominale postérieure; en sorte, que l'orifice herniaire
est situé complètement dans la paroi postérieure gauche, ici
complètement libre.

La connexion du sac herniaire avec la paroi abdominale postérieure, s'étend à peu près jusqu'à l'origine de l'artère mésentérique
inférieure à l'aorte. Supérieurement, le sac vient buter contre le
foie sans être accolé nulle part avec lui. L'estomac et le duodénum
sont à peu près normaux; la portion transversale supérieure de ce
dernier est nettement visible, tandis que le reste du duodénum est
recouvert par la portion supérieure du sac herniaire, située au-
devant de lui.

A droite, la partie du sac herniaire reliée avec la paroi abdominale postérieure, s'étend, en devenant graduellement plus étroite,
jusqu'au bord extérieur du rein droit, qui est situé relativement
haut et dont le tiers inférieur toutefois n'est plus recouvert par
le sac herniaire, mais par le péritoine.

Si l'on extrait toutes les anses grêles du sac herniaire, tout le
côlon reprend à peu près sa position normale. La ligne radicu-

laire du mésentère de l'intestin grêle court alors exactement le long de l'artère iléo-côlique et de l'artère mésentérique supérieure, depuis le cœcum jusqu'à l'orifice herniaire, pour ensuite remonter le long du bord antérieur ou droit de ce dernier et, finalement pénétrer dans l'orifice herniaire avec le segment initial du jéjunum. A ce niveau cesse le mésentère jéjunal libre, immédiatement à côté de l'orifice herniaire et cette dernière partie de l'intestin se porte ensuite rétropéritonéalement sur une longueur de quatre à cinq centimètres à gauche et en haut pour se continuer avec la portion ascendante du duodénum au moyen de la flexura duodeno-jejunalis. Ce segment initial du jéjunum a son trajet retro-péritonéal, c'est-à-dire, par conséquent, en arrière du péritoine pariétal ; il ne court donc pas dans le sac herniaire ni en arrière de sa paroi postérieure, mais pénètre à peu près à un centimètre du bord de l'orifice herniaire à travers la paroi supérieure gauche de ce dernier. Son trajet répond assez bien à celui de la portion ascendante du duodénum, au-devant de laquelle il est situé et à laquelle il est rattaché par un tissu conjonctif ferme.

Si l'on remet les intestins dans leur situation normale et que l'on examine ensuite l'intérieur du sac herniaire en y introduisant le doigt, on a la même impression que s'il s'était insinué *entre les deux feuillets du mésocôlon ascendant libre en grande partie* jusqu'au côlon à droite, et comme si, en même temps, tous les vaisseaux sanguins afférents étaient restés dans le feuillet gauche de cette portion du mésentère et que la hernie se fût distendue aux dépens du feuillet mésentérique droit...

Si maintenant je rabattais les anses de l'intestin grêle extraites en même temps que le côlon ascendant librement mobile vers la gauche et si j'ouvrais alors de nouveau le sac herniaire, on constatait que partout il était tapissé par un feuillet péritonéal transparent.

Les *parois* du sac herniaire étaient partout *doubles*, si ce n'est là où il était appliqué à la *paroi abdominale postérieure*. Ce point avait un diamètre de peut-être quatre centimètres suivant la ligne verticale et six centimètres suivant la direction transversale. Cette surface correspondait exactement à la partie descendante du duodénum et au deuxième coude duodénal avec la plus grande partie de la face antérieure de la tête du pancréas.

Le sac herniaire, dans la partie où sa paroi ne comprenait qu'un seul feuillet péritonéal était accolé avec les organes précités. Tout le reste de la paroi, composé de deux feuillets, était libre de toutes parts...

Telles sont ces deux observations si intéressantes parce qu'il suffit de bien les étudier pour arriver, à l'aide des données embryologiques, à résoudre cette question si controversée du développement des hernies rétropéritonéales droites.

Nous observerons auparavant que, ainsi qu'on peut s'en assurer en regardant la fig. 3, pl. IV, le côlon ascendant, reporté à gauche, semble inclus dans la paroi du sac, tandis que dans le cas de Gérard-Marchant, le côlon, encadrant ce sac, reste en dehors de sa paroi.

Cas de pseudo-hernie droite.

A propos d'un cas assez singulier, observé par W. Grüber et relaté par Jonnesco [1], sous le titre de hernie mésogastrique droite vraie et hernie externe scrotale congénitale droite, nous devons donner ici l'explication de ce fait telle que l'a exposée M. le professeur Rogie [2].

Supposons qu'il y ait persistance du mésentère commun ; nous avons alors une liberté complète du mésocôlon, c'est-à-dire qu'il ne contracte pas d'adhérences avec le péritoine pariétal postérieur. (V. fig. X).

Dans ces conditions, et en admettant que le côlon ascendant et son méso se soient allongés, il est facile de

---

[1] Loc. cit. p. 225, fig. 58.
[2] Loc. cit. p. 60.

se rendre compte que le cæcum et l'iléon terminal sont susceptibles de s'engager dans le canal péritonéo-vaginal droit persistant.

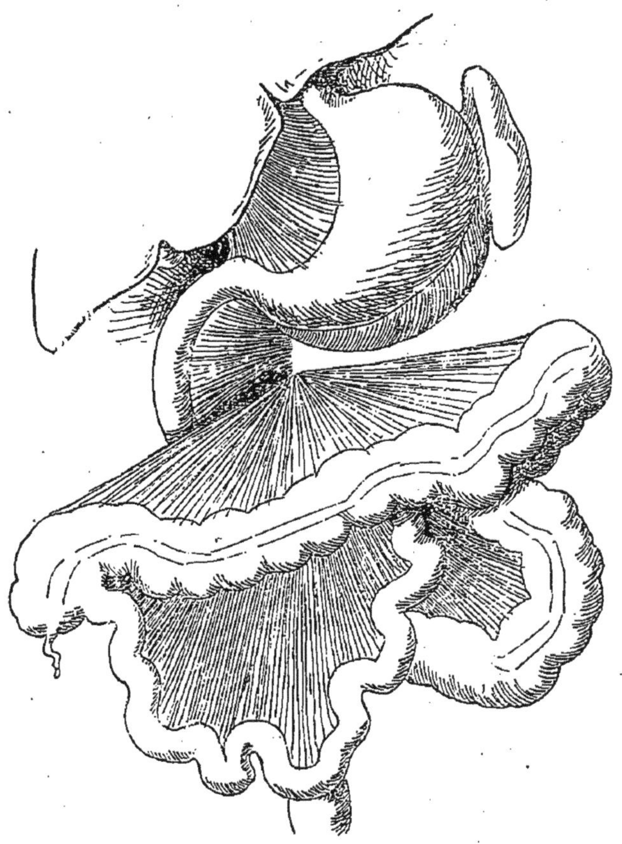

Figure X.

Cas de W. Grüber. (Rogie-Anatomie du Péritoine, p. 61).

L'évolution des mésos est achevéé; toutefois, ils sont restés libres et peuvent prendre la position figurée, qui est celle existant dans le cas de Grüber.

Il arrivera alors qu'une partie du tube digestif, le cæcum et des segments plus ou moins étendus du côlon et de l'iléon seront contenus dans le scrotum, tandis que le reste de l'intestin grêle demeurera dans la cavité abdominale, coiffé pour ainsi dire par le mésocôlon descendant et transverse rabattus en bas et à droite comme par une sorte de chapeau chinois, dont les bords sont représentés par des portions correspondantes du gros intestin.

Ces bords, en s'appliquant contre la paroi abdominale postérieure, peuvent se rapprocher et s'affronter entre eux comme les parties de l'ourlet d'une bourse que l'on ferme, de sorte qu'à l'ouverture de la cavité abdominale, presque tout l'intestin reste invisible, empaqueté qu'il est dans un véritable sac. (V. fig. XI).

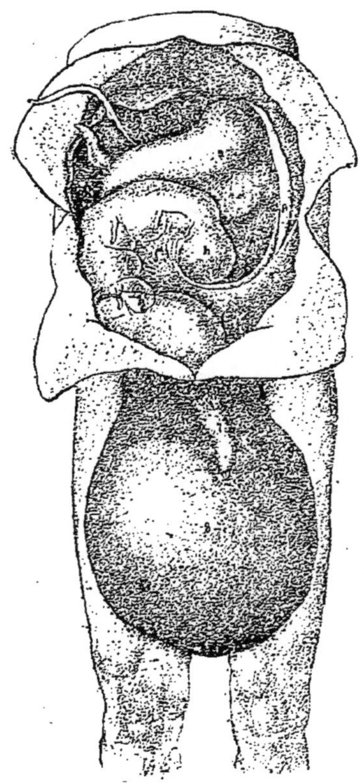

Figure XI. — Cas de W. Grüber (d'après Jonnesco).
Aspect du double sac, abdominal et scrotal.

Imaginons maintenant que les mésos adhèrent au péritoine aux points où ils le touchent, et on comprendra facilement qu'on peut prendre cette anomalie pour une hernie rétropéritonéale, compliquée de hernie scrotale.

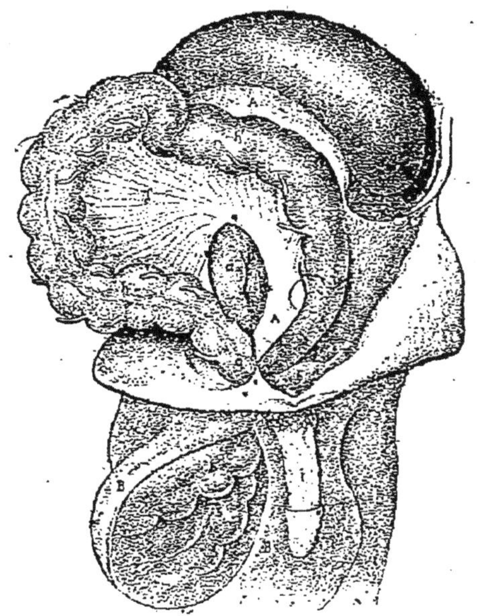

Figure XII (d'après Jonnesco)

Le gros intestin est relevé est montre l'entrée du sac. En comparant cette figure à la figure X, on voit que l'explication donnée par M. Rogie répond bien à la description donnée par Grüber.

PATHOGÉNIE

Jonnesco, adoptant la théorie de Klob pour le développement des hernies rétropéritonéales droites, admet qu'elles se forment dans la fossette duodénale inférieure. Celle-ci présenterait dans ces cas une disposition particulière, en ce sens que, le muscle suspenseur de Treitz s'étant relâché, la portion ascendante du duodénum est devenue oblique de haut en bas et de gauche à droite ; la fossette duodénale inférieure deviendrait alors à peu près transversale, et son fond appuierait contre la racine du mésentère, de sorte qu'une hernie qui s'engagerait dans la poche arriverait à s'insinuer sous ce mésentère en le décollant et à se répandre dans la partie droite de l'abdomen, soús le mésocôlon ascendant.

C'est là une hypothèse à l'appui de laquelle l'auteur ne donne aucun fait. Brœsike observe qu'il est difficile d'admettre que le muscle de Treitz puisse se relâcher au point que la fossette devienne transversale, d'autant plus que l'angle duodéno-jéjunal est adhérent à la paroi abdominale postérieure et relié à la tête du pancréas. De plus, en admettant que ces dispositions puissent se réaliser, la pression exercée par les masses alimentaires et les muscles abdominaux ne pourraient que pousser l'intestin en bas et à gauche, où le péritoine est bien plus facilement mobilisable qu'en haut et à droite.

Il suffit, du reste, d'examiner la figure de Jonnesco [1] reproduisant l'ouverture de la hernie, pour se convaincre que cette ouverture ne correspond aucunement au type décrit par lui ; il n'y a pas, au niveau de l'orifice de la fossette duodénale inférieure, de vaisseau capable de retenir les anses intestinales.

Grüber et Lanzert pensent que la fossette rétro-duodénale a pu être le siége de hernies droites ; il faut avouer que cette poche semble bien apte à recevoir la première anse jéjunale, mais l'absence de vaisseau à son orifice exclut l'idée d'une hernie ; d'ailleurs, celle-ci se développerait bien plutôt à gauche ; en outre, cette théorie ne répond pas aux observations où on a toujours vu l'artère mésentérique supérieure ou l'artère iléo-côlique longer le bord antérieur du sac.

Brœsike nous semble être dans le vrai, quand il localise les hernies droites dans la *fossette para-jéjunale* que nous avons décrite sous le nom de *mésentérico-pariétale*.

____

[1] V. fig.

Seulement, il donne comme condition indispensable, la position anormale du jéjunum dépourvu de mésentère libre et accolé au duodénum ; sans doute, cette circonstance et le pli qui se forme à la partie inférieure de la fossette aident puissamment à la formation de la hernie,

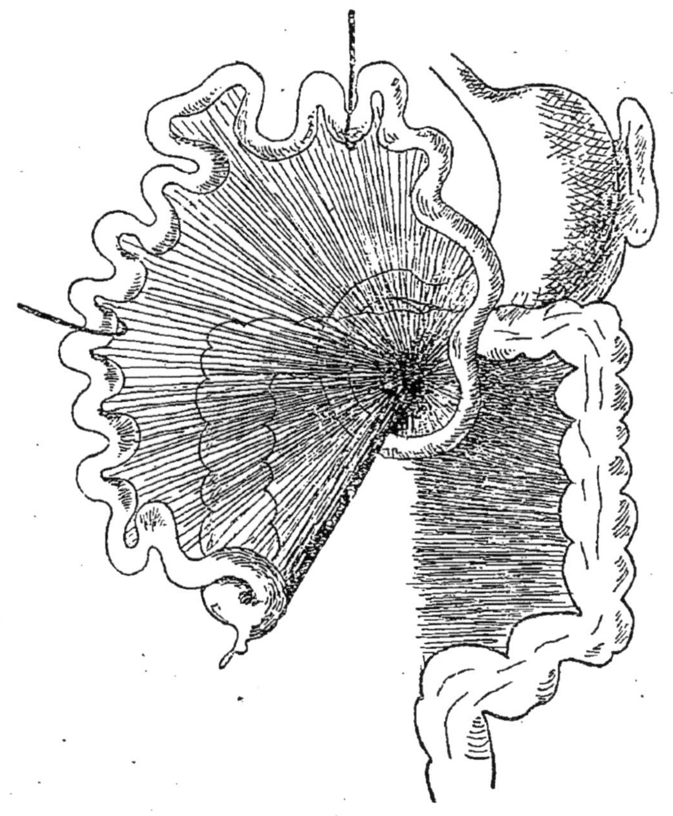

Figure XIII.

Représenté un cas de mésentère commun encore libre ; en imaginant que l'angle iléo-colique soit accolé au péritoine pariétal, on aurait exactement la disposition représentée fig. 2, pl. IV. On peut voir que dans les deux cas, le jéjunum est complètement libre, ce qui prouve que son adhérence au duodenum n'est pas nécessaire.

mais ne nous paraissent pas nécessaires. Du moment que le mésentère a subi une interruption dans son adhérence au niveau de sa racine, une anse peut s'introduire au-dessous et y appeler tout le reste de l'intestin grêle ; nous n'en voulons pas d'autre preuve que le cas de Gérard-Marchant, rapporté par Jonnesco. Il suffit de regarder sa figure (1) pour s'assurer que le jéjunum extrait de la hernie est parfaitement libre et que l'orifice de la poche est uniquement constitué par l'arcade mésentérique et la paroi abdominale postérieure.

Voici comment, d'après M. Rogie, les choses se passent.

Nos observations, sur des cadavres de fœtus, nous ont montré que le mésocôlon ascendant, d'abord libre, comme faisant partie du mésentère commun, s'accole à la paroi abdominale en suivant une marche centripète ; c'est-à-dire que l'adhérence débute par le côlon lui-même, puis gagne vers la colonne vertébrale en dessinant une bande le long du côlon ascendant et transverse ; or, les choses peuvent en rester là dans certains cas et on a alors un espace libre, communiquant directement avec le reste de la cavité abdominale par la fossette mésentérico-pariétale existant à ce niveau.

Qu'arrive-t-il quand une anse intestinale vient à pénétrer dans cette fossette ? Elle en attire d'autres et bientôt tout le paquet des anses grêles entre dans le sac, le mésentère se retournant autour de sa racine comme charnière, de sorte que sa face antérieure devient postérieure et réciproquement ; l'artère mésentérique inférieure qui court dans le bord antérieur de l'orifice empêche les anses de sortir en empêchant la distension de cet orifice, et la hernie, soulevant le mésocôlon ascendant, se répand dans l'espace laissé libre par le défaut de coalescence de ce dernier (1).

---

(1) V. fig. 2, pl. IV.

(1) La figure XIII représente la disposition des mésos au moment où se forme la fossette mésentérico-pariétale.

On a alors la hernie de moyenne grosseur, la hernie de Gérard-Marchant, avec tous les caractères décrits dans l'observation de Jonnesco. Le côlon l'encadre de toutes parts, situé cependant en dehors de la paroi de la poche ; cette paroi a deux feuillets au niveau de sa partie anté-rieure comme dans la hernie gauche, mais, alors que dans cette dernière, c'est le feuillet antérieur du mésocôlon qui forme ce double feuillet en fuyant devant la hernie, ici, ce sont les deux feuillets du mésocôlon qui se trouvent en avant. On comprend ainsi pourquoi la hernie est libre là où sa paroi a deux feuillets, tandis qu'elle adhère à la paroi abdominale postérieure, là où elle n'en a qu'un, puisqu'à ce niveau, précisément, la paroi est composée du seul péritoine pariétal.

L'orifice se trouve tourné en arrière à cause de la bascule que lui a fait subir le développement du sac.

Les côlons ascendant et transverse, privés de leur méso dans les endroits correspondant à la poche, semblent adhérer à celle-ci. La direction de l'orifice décrit par Jonnesco répond exactement à celle du mésentère et présente les mêmes rapports, d'autant plus qu'il ajoute que le mésentère retiré de la poche s'attachait au pourtour de l'orifice du sac.

Les schémas qui suivent, rendent bien compte de la façon dont se produit la hernie. (Fig. 1, pl. I).

Supposons maintenant que la hernie augmente encore de volume, soit que les anses grêles soient plus nom-breuses, soit que le mésocôlon soit plus court ; nous verrons alors se produire la disposition décrite par Brœsike et reproduite suivant ses diverses phases dans les schémas de la deuxième figure.

Le cul de sac formé par la hernie au niveau du point où le mésocôlon s'accole au péritoine pariétal, se trouve

EXPLICATION DE LA PLANCHE I.

Ces schémas représentent les stades d'évolution de la hernie rétropéritonéale droite.

Ils simulent une coupe horizontale faite au niveau de la fossette mésentérico-pariétale. On a devant soi la tranche supérieure de la coupe, que l'on regarde le tronc étant couché sur le dos.

Figure 1. — Cette figure montre l'évolution de la première espèce de hernies : le côlon encadre le sac.

    A. — 1. Intestin grêle.

          2. Côlon ascendant.

          3. Artère mésentérique supérieure.

          4. Racine du mésocôlon descendant.

          5. Paroi abdominale.

          6. Rein droit.

          7. Veine-cave inférieure.

          8. Aorte.

          9. Mésocôlon ascendant non adhérent à la paroi.

         10. Mésentère de l'intestin grêle n'adhérant pas par sa racine à la paroi à cause de la fossette mésentérico-pariétale.

         11. Péritoine pariétal.

    B. — Le mésocôlon ascendant adhère à la paroi le long du côlon.

    C. — L'intestin grêle commence à pénétrer dans la poche sous l'artère mésentérique qui forme le bord antérieur de la fossette.

    D. — L'intestin grêle est tout entier dans la poche et la hernie est constituée.

Figure 2. — Représente la formation de la hernie du second genre : le côlon est à gauche de la poche et compris dans la paroi du sac.

    A. — Le cul-de-sac (c) commence à décoller le péritoine pariétal derrière le côlon, et forme à celui-ci un nouveau méso (12). Mêmes chiffres que pour la figure 1.

En *B* et *C*, le côlon vient se placer à gauche du sac, par suite du développement progressif de la hernie.

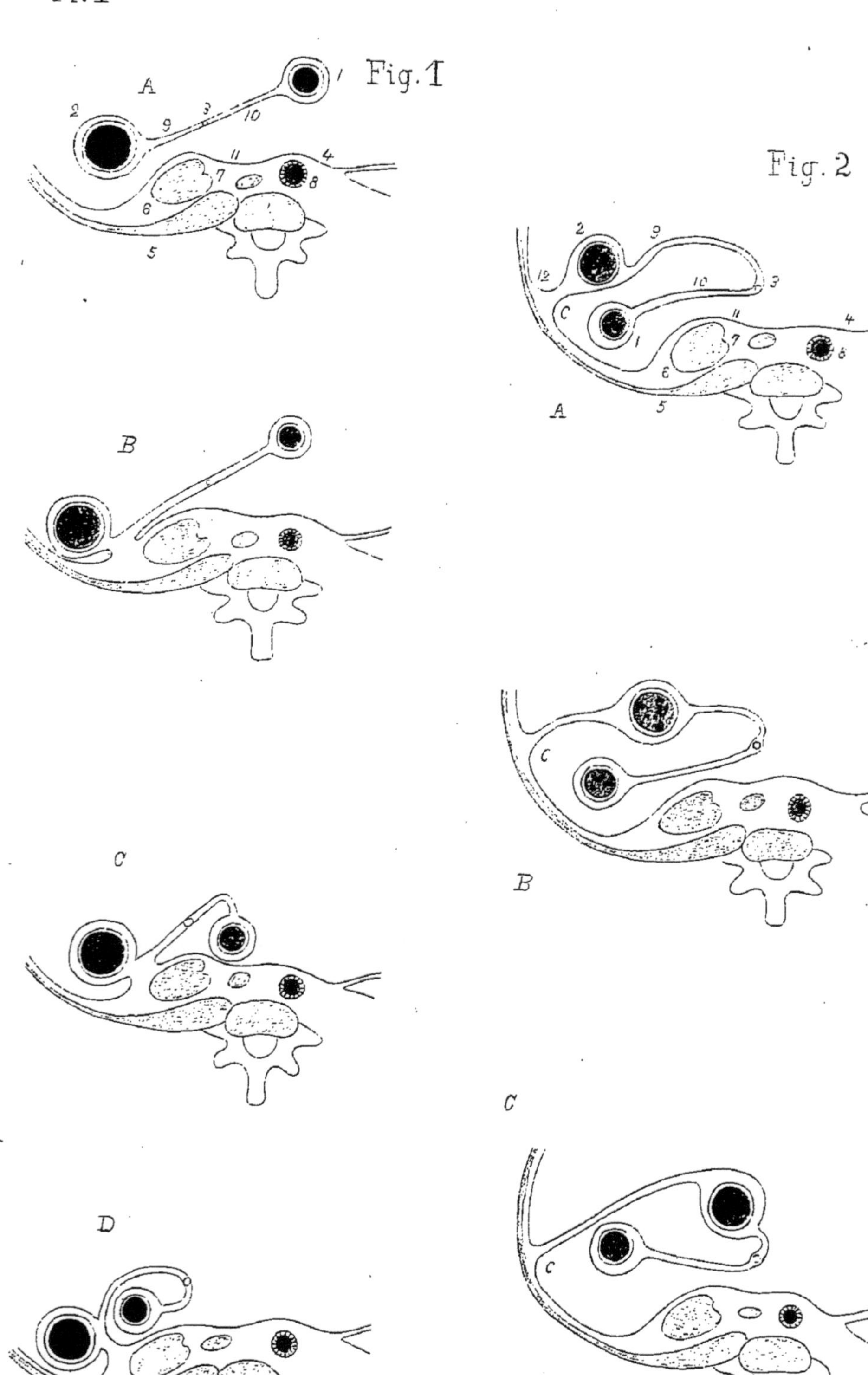

Pl. I
Fig. 1
Fig. 2
A
B
C
D

repoussé fortement en arrière par suite de la poussée
des anses de l'intestin grêle et arrive à décoller le
péritoine pariétal et, avec lui, le côlon lui-même.
Celui-ci se trouve donc soulevé, et le péritoine pariétal
décollé s'accole au cul de sac pour former une espèce de
second mésocôlon reliant directement le côlon à la paroi
abdominale et faisant partie de la paroi même du sac ;
Le côlon, à partir de ce moment est donc contenu dans
cette paroi, et ce nouveau mésocôlon s'allongeant de plus
en plus par suite des progrès de la hernie qui pousse
toujours à droite, le côlon finit par se trouver ramené
vers la gauche, dans la paroi du sac.

Telle est notre théorie ; elle nous paraît rationnelle
parce qu'elle repose sur des données embryologiques
connues, et qu'elle répond parfaitement aux faits observés.

Nous voudrions étudier plus longuement ces hernies
intéressantes au point de vue du diagnostie et du traite-
ment, mais ce serait sortir de notre sujet et la question
sous ce point de vue a été traitée par Jonnesco avec plus
de compétence que la nôtre ; tous nos désirs seront com-
blés si ce modeste travail a pu apporter quelque lumière
sur ce sujet si ardu et permettre aux chirurgiens, le cas
échéant, de trouver facilement l'orifice d'une hernie
interne et d'éviter la blessure des vaisseaux importants
qui longent cet orifice.

CONCLUSIONS

1º Les fossettes péri duodénales sont des poches normales, qui se forment pendant la vie embryonnaire, au même titre que les autres formations péritonéales.

2º Leur développement est subordonné à la coalescence qui se produit entre les surfaces péritonéales juxtaposées à une certaine époque de la vie embryonnaire.

3º Elles peuvent être, dans certaines conditions, le siége de hernies internes rétro-péritonéales.

4º Dans les cas de hernies, l'orifice du sac est toujours bordé par un vaisseau qui le rend résistant.

5º Les hernies gauches se développent de préférence dans une variété qu'on a nommée fossette *de Treitz* et les hernies droites dans une fossette qu'on nomme *mésentérico-pariétale*.

PIÈCES JUSTIFICATIVES

OBSERVATIONS PERSONNELLES

ADULTES

I.

Fossette rétro-duodénale (Poche de Grübert-Lauzert).

Homme de 35 ans (Hôtel-Dieu).

A l'ouverture du cadavre, on ne remarque aucune trace de péritonite.

Le duodénum et le jejunum présentent leur disposition normale.

A deux centimètres au-dessus du troisième coude duodénal, on remarque un léger pli très mince, cependant bien prononcé et limitant une petite fossette duodénale inférieure.

A trois centimètres et demi au-dessous de l'angle duodéno-jéjunal, se trouve une fossette duodénale supérieure avasculaire, admettant la première phalange de l'index. La veine mésentérique inférieure court dans le mésocôlon descendant à un centimètre et demi du point d'attache mésocôlique du pli inférieur et côtoie le bord adhérent du pli supérieur pour former une arcade concave en bas et à droite.

Enfin, au niveau de l'angle duodéno-jéjunal lui-même, on trouve un pli péritonéal concave à droite et en avant et directement appliqué sur la partie supérieure de l'angle qu'il déprime à l'état normal, de manière à lui faire subir une courbure en forme d'S.

En attirant légèrement le jejunum à droite et en bas, nous voyons le pli s'accuser et démasquer l'orifice d'une fossette dont il forme la paroi supérieure.

Examinant avec soin ce pli, nous avons pu nous convaincre qu'il était formé par la réunion en arcade de deux plis s'étendant du duodénum au feuillet inférieur du mésocôlon transverse.

Le pli gauche, situé en avant de l'autre et un peu au-dessous, vient se fixer à la face antérieure de l'angle duodéno--jéjunal.

Le pli droit, plus élevé et situé en arrière, répond au muscle suspenseur de Treitz.

Nous avions devant les yeux les deux plis décrits par Brœsike comme formant le recessus duodéno-jéjunalis postérieur, qui, dit-il, peuvent s'unir en forme d'arc.

La fossette déterminée ainsi s'étendait en bas et légèrement à gauche derrière l'angle duodéno-jéjunal et mesurait quatre centimètres de profondeur ; deux doigts pouvaient sans tiraillements pénétrer par son ouverture.

Nous nous trouvions donc en présence de la fossette déjà observée par Grüber et Lanzert et décrite par Brœsike sous le nom de recessus duodeno-jejunalis posterior.

II.

Fossette duodénale inférieure (fig. 1, pl. III).

Homme de 45 ans.

Le duodénum présente son aspect et son siége normaux.

La portion ascendante est réunie au mésocôlon descendant par un pli duodéno-mésocôlique inférieur remontant à deux centimètres au-dessous de l'angle duodéno-jéjunal. Le pli s'insère sur le mésocôlon en-dehors de la veine mésentérique inférieure, à une assez grande distance du duodénum.

Le bord libre du pli, concave en haut et à droite, mesure quatre centimètres de longueur ; sa corne gauche se dirige vers l'angle splénique du côlon ; la corne droite vient s'insérer sur la portion ascendante un peu au-dessous de la flexura.

Ce pli limite une fossette très large, puisqu'elle occupe presque tout l'espace compris entre le duodénum et le côlon descendant. Sa profondeur égale la hauteur de la portion ascendante du duodénum.

L'orifice de cette poche, à demi fermé à l'état normal, regarde en haut et à droite et semble tout disposé à recevoir le jejunum.

La veine mésentérique inférieure s'aperçoit par transparence croisant à langle droit la partie moyenne du pli et courant dans la paroi postérieure de la poche.

III et IV.

Nous avons rencontré cette même poche dans deux autres cas : l'un sur un homme de 62 ans et le second sur un homme de 34 ans.

Chez ce dernier, la poche était moins large et moins profonde et le pli venait s'attacher sur la veine mésentérique inférieure qui courait ainsi dans le bord adhérent du pli.

Que faut-il penser de poches aussi vastes, limitées par des plis aussi épais, et même vascularisés comme dans notre second cas, où un petit vaisseau courait dans l'épaisseur du pli ?

Nous ne pouvons guère admettre que nous nous trouvions en présence de plis embryonnaires ; il a fallu que ces plis subissent un processus d'accroissement propre et voici comment nous expliquons le développement exagéré de ces poches :

Treitz a fort bien montré, dans sa théorie sur la formation des hernies rétro-péritonéales, que ces hernies exigeaient, pour se constituer définitivement, un orifice entièrement vasculaire et rigide, comme il arrive dans le cas de fossette de Treitz. Si, d'après lui, il n'y avait qu'un pli avasculaire, l'orifice se dilaterait en même temps que la poche et il arriverait un moment où les anses, ne pouvant plus tenir dans la poche, n'ayant plus assez de puissance pour la dilater suffisamment, s'échapperaient par l'orifice dont la béance ne peut les retenir. C'est ce qui s'est passé, selon nous, dans les cas que nous étudions, et c'est cette poussée momentanée des intestins qui a pu dilater à ce point la fossette duodénale inférieure et déterminer l'accroissement de son pli ; nous voyons là un fait prouvant que la fossette duodénale inférieure pure ne peut donner lieu à une hernie complète, même si le pli qui la forme remonte jusqu'à l'angle duodéno-jéjunal et nous sommes persuadés que, si la veine mésentérique était venue courir dans le pli lui-même, il se serait produit une hernie gauche.

V.

Recessus venosus typique

Homme de 40 ans.

Il n'y avait pas de fossettes duodénales.

La veine mésentérique inférieure, embrassant dans sa concavité l'angle duodéno-jéjunal, courait à une très petite distance de cet angle en soulevant un pli très net. Ce pli, large d'un centimètre à sa partie la plus prononcée, allait en diminuant vers la partie horizontale du vaisseau et s'arrêtait à un centimètre et demi au-dessous de la flexura ; il délimitait une fossette bien marquée au-dessus de l'angle duodéno-jéjunal.

Il est facile de comprendre comment un pareil pli aurait pu produire une fossette duodéno-jéjunale s'il s'était accolé à la flexura.

Le pli était bien soulevé par la veine, car, reproduisant l'expérience de Brœsike, nous avons pu le faire disparaître en sectionnant la veine sous le péritoine.

VI.

Fossette duodénale inférieure et fossette duodéno-jéjunale.

Femme de 20 ans.

Fossette duodéno-jéjunale peu marquée à l'état normal, augmentant de profondeur par une légère traction sur le jejunum. La crosse de la veine mésentérique embrassait le fond de la fossette.

Pli duodéno-mésocôlique inférieur très mince, transparent, limitant une fossette duodénale inférieure de quatre centimètres de profondeur, avasculaire.

VII.

Fossettes duodénales.

Femme de 29 ans.

Deux fossettes duodénales de deux centimètres de profondeur chacune siégeant aux deux extrémités de la portion ascendante du duodénum.

La veine mésentérique inférieure court dans le bord adhérent du pli supérieur et à un centimètre en dehors de la fossette inférieure.

VIII.

Homme de 35 ans.

Deux fossettes duodénales profondes, la supérieure de deux centimètres et l'inférieure de un centimètre et demi.

Leurs bords libres, se regardant par leur concavité, sont séparés par un espace de trois centimètres.

La veine mésentérique passe en dehors des fossettes, ne présentant aucun rapport avec les plis mésocôliques.

IX.

Fossette sus-mésocôlique.

Homme de 61 ans.

Pas de traces de péritonite.

Le duodénum et le côlon occupent leur position normale.

On observe, le long de la quatrième portion duodénale, deux

plis duodéno-mésocôliques limitant deux fossettes bien marquées. La supérieure est légèrement vasculaire, en ce sens que la veine mésentérique inférieure côtoie son fond.

Ces deux fossettes sont profondes de trois à quatre centimètres.

Il n'y avait pas de fossette duodéno-jéjunale ; mais, ayant rabattu en bas tout l'intestin grêle et le colon transverse pour examiner par en haut la première portion du duodénum, nous ne fûmes pas peu surpris de voir que cette première portion était unie au feuillet supérieur du mésocôlon transverse par un pli qui se tendait sous l'influence de l'abaissement du côlon.

Ce pli s'insérait sur la face supérieure du duodénum à six centimètres du premier coude duodénal et venait se continuer avec le mésocôlon transverse ; son bord libre, concave à gauche, limitait l'ouverture d'une fossette à grand axe transversal, dont le fond répondait à la concavité du premier coude duodénal.

C'était, en somme, un recessus intermesocolicus transversus analogue à celui que décrit Brœsike ; seulement, il siégeait au niveau de la première portion duodénale et avait son fond dirigé à droite.

La poche, profonde de cinq centimètres, admettait facilement deux doigts.

X et XI.

Fossettes duodénales à ouverture unique (fossette bifurquée de Waldeyer).

Deux hommes de 30 à 40 ans.

Chez ces deux sujets, on pouvait voir le duodénum relié au mésocôlon descendant par un pli vaste très mince, s'étendant depuis l'angle duodéno-jéjunal jusqu'à la troisième portion du duodénum. Ce pli était interrompu, à la partie moyenne de la portion ascendante, par une ouverture ovalaire, à grand axe transversal d'un centimètre et demi. En haut et en bas de cette ouverture s'étendait une fossette allant aux deux extrémités de la portion ascendante.

On reconnaissait facilement qu'il s'agissait là de deux fossettes duodénales dont les plis avaient presque effectué leur union.

La veine mésentérique inférieure, après avoir longé le bord adhérent du pli supérieur au niveau de sa concavité, s'en écartait ensuite pour passer à trois ou quatre millimètres en dehors de l'ouverture des poches.

Admettons que la veine se soit·trouvée dans le bord libre du pli supérieur et nous aurions eu la poche de Treitz.

XII, XIII et XIV.

Deux fossettes duodénales plus ou moins marquées, l'inférieure toujours avasculaire, la supérieure longée dans deux cas par la veine mésentérique inférieure.

XV, XVI, XVII, XVIII, XIX et XX.

Fossette duodénale inférieure, de forme et de grandeur variables, toujours avasculaire et répondant à la description donnée.

XXI et XXII.

Fossette duodénale supérieure isolée. Le bord adhérent était longé par la veine mésentérique inférieure.

XXII à XXXV.

Absence complète de fossettes.

FŒTUS

I.

Fœtus de 47 centimètres de longueur.
Pli duodénal inférieur et fossette correspondante.

II.

Fœtus de 45 centimètres.
Plis duodéno-mésocôliqués et fosseltes duodénales inférieure et supérieure rudimentaires.
Léger pli veineux.

III.

Fœtus de 50 centimètres.
Fossetle duodénale inférieure rudimentaire.

IV.

Fœtus de 42 centimètres.
Léger pli veineux et fossette duodénale supérieure rudimentaire.

V.

Fœtus de 45 centimètres.
Légère fossette duodénale inférieure.
Très petit pli duodéno-mésocôlique supérieur.

VI.

Fœtus de 40 centimètres.
Léger pli duodéno-mésocôlique inférieur.

VII.

Fœtus femelle de 60 centimètres.

S. iliaque et méso très développés ; pli *mésentérico-mésocôlique*. Pli *duodénal inférieur* dont le bord gauche va s'insérer au-devant de la veine mésentérique inférieure : *fossette duodénale supérieure*, relief veineux, surtout en haut. Lorsqu'on rabat le paquet de bas en haut, on soulève en même temps le deuxième coude duodénal et la troisième portion, dont on démasque la face postérieure, la face antérieure de ces parties étant collée à la racine du mésentère commun. Toute la surface du mésentère est libre. Tout le mésocôlon ascendant est libre ; seule, la flexure hépatique est adhérente.

Ce que nous avons appelé pli duodénal inférieur ne correspond pas tout à fait au pli classique.

Il naît de la face inférieure de la troisième portion à un niveau qui correspond au croisement de sa face antérieure par l'artère mésentérique supérieure. Son bord inférieur se confond avec le péritoine pariétal situé à droite de la colonne vertébrale.

Son bord libre regarde directement à gauche et va se terminer au-devant de la veine mésentérique inférieure. Une anse intestinale s'engageant dans cette fossette pourrait expliquer vraisemblablement la formation d'une hernie rétro péritonéale droite.

La flexure duodéno-jéjunale est libre de toute adhérence.

VIII.

Fœtus de 40 centimètres.
Pas de fossettes ni de plis.

IX.

Fœtus de 38 centimètres.

Pas de fossettes. Léger pli veineux à la partie transversale de la veine mésentérique inférieure.

X.

Fœtus de 65 centimètres.

Pli veineux au niveau de la crosse de la veine mésentérique inférieure.

Adhérences entre le flexura et le mésocôlon transverse.

XI.

Fœtus de 32 centimètres.

Léger pli veineux au niveau de la concavité de la veine.

Légère fossette veineuse en coup d'ongle.

XII.

Fœtus de 40 centimètres.

Adhérence du coude duodéno-jéjunal au mesocôlon transverse.

Il existe une fossette duodénale double ; l'inférieure est assez profonde ; lorsqu'on tire sur le duodénum, le pli inférieur s'accuse et on voit qu'il va s'insérer en dedans de la veine mésentérique inférieure.

Au niveau de l'ouverture comprise entre les deux fossettes, la paroi postérieure du duodénum ascendant n'est pas adhérente au péritoine sous-jacent.

XIII.

Fœtus de 45 centimètres

Le mésentère commun est adhérent dans sa portion radiculaire duodénale.

Pas de fossettes duodénales.

Pli concave à gauche et en bas allant du troisième coude duodénal à la racine du mésocôlon iliaque.

XIV.

Fœtus de 50 centimètres.

Même pli que dans l'observation précédente.

Mésentère commun complètement libre, sauf au niveau du colon ascendant.

Pas de fossettes normales, mais il y a une véritable fossette duodénale inférieure renversée formée par le pli dont nous avons parlé.

XV.

Fœtus de 37 centimètres.

Liberté complète de tout le mésentère commun, sauf au niveau de la troisième portion du duodénum ; on peut voir ainsi la face postérieure des troisième et quatrième portions duodénales.

Adhérence de la flexura au mésocôlon transverse.

Léger relief veineux et dépression veineuse en coup d'ongle.

XVI.

Fœtus de 40 centimètres.

Troisième et quatrième portion libres en avant et sur les côtés. Il existe un rudiment de *pli duodénal supérieur* partant du côté gauche de la flexura et venant mourir au-devant de la portion coudée de la veine mésentérique inférieure.

XVII.

Fœtus de 41 centimètres.

Pli allant du troisième coude duodénal au mésocôlon iliaque. La quatrième portion, adhérente en arrière, est reliée au mésocôlon descendant par une série de brides irrégulières.

XVIII.

Fœtus de 35 centimètres.

Les troisième et quatrième portions sont libres en arrière.

Adhérence du coude duodéno-jéjunal avec le mésocôlon transverse et de celui-ci avec la racine du mésentère commun.

Il existe un pli veineux bien marqué, surtout au niveau de la crosse; c'est le seul que nous ayons bien nettement observé jusqu'ici.

Fossette veineuse dans laquelle on peut introduire un stylet jusqu'à deux millimètres à gauche de la veine.

XIX.

Fœtus de 34 centimètres.

La coalescence du mésentère commun s'arrête au niveau de l'insertion du mésoduodénum. La flexura adhère au mésocôlon transverse, mais ne forme pas de plis, à moins qu'on ne tire sur le jejunum.

Fossette duodénale inférieure très nette; le bord libre du pli qui la limite s'insère immédiatement en dehors de la veine mésentérique inférieure ; celle-ci monte le long du duodenum sans former de crosse ; de là sans doute l'absence de pli duodénal supérieur.

Il pourrait se former ici une véritable hernie de Treilz.

A droite, il n'y a qu'une étroite bande du mésentère commun qui ait contracté adhérence en arrière avec le péritoine pariétal en dedans du côlon ascendant.

XX.

Fœtus de 48 centimètres.

Plis duodénaux et fossettes supérieure et inférieure rudimentaires, l'inférieure, cependant, plus accusée que la supérieure.

Pli veineux accusé au niveau du point de réflexion de la veine mésentérique inférieure.

Coude duodéno-jéjunal adhèrent à la racine du mésentère.

XXI.

Fœtus mâle de 46 centimètres.

Torsion terminée.

La quatrième portion duodénale et le troisième coude sont complètement libres en arrière ; en rabattant le paquet intestinal en haut et à droite, on aperçoit la portion correspondante de la face postérieure du duodénum.

Par contre, la flexure duodéno-jéjunale est adhérente à la racine du mésocôlon transverse ; de son côté gauche, se détache un pli duodéno-mésocôlique supérieur limitant une fossette duodénale supérieure.

Pas de pli veineux.

Le mésentère commun est complètement libre, mais le côlon ascendant est adhérent ; la ligne d'adhérence se continue inférieurement par un pli sagittal, falciforme, triangulaire quand on soulève le cæcum, à concavité inférieure ; c'est un pli de traction indiquant que la coalescence procède linéairement le long du côlon.

XXII.

Fœtus de 44 centimètres.

Torsion terminée.

Pli et *fossette duodénale inférieure*.

Pli duodénal supérieur formé par adhérence, puis traction entre le coude duodéno-jéjunal et la portion réfléchie de la veine mésentérique inférieure.

Pli veineux bien marqué, surtout supérieurement, par suite de l'adhérence précitée ; dépression sous-jacente.

Vestibule de Lanzert, de forme semi-lunaire, à bord convexe répondant à la veine mésentérique inférieure, à bord concave répondant à la quatrième portion.

Si on rabat en haut et à droite le paquet intestinal, on fait saillir un pli mésentérico-mésocôlique, qui se confond avec le bord du pli duodénal inférieur.

Ce pli croise obliquement le troisième coude duodénal.

La face antérieure de ce coude n'est pas marquée par la racine du mésentère commun.

La face postérieure du côlon ascendant et une bande étroite du mésentère commun sont accolées en arrière. La partie droite de la deuxième partie du duodénum et le deuxième coude duodénal, ainsi que la tête du pancréas, adhèrent à la partie correspondante de la racine du mésentère commun.

XXIII.

Fœtus mâle, de 48 centimètres.

L'anse intestinale primitive a effectué sa torsion ; la quatrième portion du duodénum se trouve reportée un peu à droite de la ligne médiane ; elle est parfaitement libre sur la plus grande partie de son contour, surtout en avant.

La racine du mésentère commun n'a pas encore contracté d'adhérence avec cette portion.

A gauche, la veine mésentérique inférieure suit son trajet normal et est située un peu plus en dedans ; sa portion verticale ne soulève pas de pli, tandis que la portion horizontale forme un léger relief qu'on peut qualifier de pli.

Au niveau du point où ce segment horizontal croise la flexura duodéno-jéjunale en la contournant, on aperçoit une toute petite fossette pouvant admettre l'extrémité d'une sonde cannelée ; elle est très peu profonde, limitée par un double pli : l'un, formé par la veine mésentérique inférieure au moment où elle disparaît sous le pancréas ; l'autre venant directement du péritoine pariétal.

Ces deux plis ont un bord libre concave, le supérieur regardant l'inférieur et formant ainsi la fossette.

On pourrait rattacher cette fossette au type *duodéno-jéjunal* de Jonnesco.

Les plis semblent résulter simplement de l'adhérence du coude duono-jéjunal avec le péritoine correspondant. A l'union de la troisième et de la quatrième portion du duodénum, se trouve une autre *fossette* à direction horizontale, longeant le bord inférieur de la troisième portion. Elle est limitée : en haut, par le bord inférieur de la troisième portion, en arrière par le péritoine pariétal, en avant, par un pli triangulaire, à base gauche et libre, incurvée en croissant ; le bord supérieur s'insère sur la troisième portion au niveau de son contour antérieur, et en bas sur le péritoine pariétal.

La fossette mesure un centimètre et demi de profondeur.

A propos de son bord supérieur, disons qu'il se prolonge sur la face postérieure du mésentère commun.

Nous avons donc affaire à une poche de forme pyramidale triangulaire, parallèle à la troisième portion, s'ouvrant à gauche par un large orifice pouvant laisser passer le bout de l'index, surtout quand on tire normalement le pédicule du mésentère commun.

Cette fossette n'a pas encore été décrite par les auteurs, mais elle répond assez bien au type *fossa para-jéjunalis* de Brœsike ; une anse intestinale qui s'engagerait dans cette fossette serait croisée par l'artère mésentérique supérieure suivant une ligne qui correspondrait au bord libre du pli décrit ci-dessus. Si ce bord venait à adhérer à la face postérieure du mésentère commun, comme cela arriverait, d'ailleurs, avec les progrès de la coalescence, nous aurions exactement les conditions de la hernie rétropéritonéale droite.

XXIV.

Fœtus mâle de 53 centimètres.

L'anse intestinale primitive a accompli sa torsion, et sa coalescence avec le péritoine pariétal, pour former le mésentère de l'intestin grêle, n'est pas encore achevée.

Lorsqu'on rabat de bas en haut le paquet intestinal, on voit se détacher du feuillet intestinal du mésentère deux plis longitudinaux parallèles, se confondant inférieurement avec le péritoine pariétal et supérieurement, l'interne avec le feuillet postérieur du mésentère commun et l'externe avec la face postérieure du mésocôlon. Remarquons que si, après avoir constaté ces plis, on rabat le paquet intestinal, les plis s'effacent peu à peu. Ils se soulèvent donc quand on tire de bas en haut sur le paquet intestinal et son mésentère : ce sont des plis de traction ; or, ce que nous produisons ici artificiellement peut sans doute se produire par suite d'un déplacement de l'intestin et de son meso. Presque toute la troisième portion du duodénum est déjà masquée sous la racine du mésentère commun ; le coude qui l'unit à la quatrième portion est déjà adhérent au péritoine sous-jacent et en partie, en avant, à la racine du mésentère.

La quatrième portion se trouve à gauche de l'aorte ; elle est absolument libre ; quelques adhérences en arrière avec le péritoine sous-jacent.

La flexura duodéno-jéjunale est également libre de toutes connexions. La veine mésentérique inférieure marche parallèlement à elle en soulevant légèrement le péritoine, mais sans former un véritable pli. Tout ce qu'on peut dire, c'est que, comme elle fait relief, le péritoine s'applique intérieurement sur elle. Entre la quatrième portion et le relief de la veine mésentérique, se trouve une petite gouttière longitudinale qui n'est autre que l'empreinte laissée par la quatrième portion rejetée vers la droite.

La veine mésentérique inférieure, en contournant le coude duodéno-jéjunal, fait un relief, moins sensible dans sa portion longitudinale.

XXV.

Fœtus femelle de 32 centimètres.

La torsion de l'anse intestinale primitive est achevée.

Le cæcum est encore au contact du foie.

La racine du mésentère commun recouvre la troisième portion du duodénum et lui est adhérente ; le coude duodéno-jéjunal présente des traînées d'adhérence avec le feuillet inférieur du mésocôlon transverse, sans toutefois qu'il y ait de fossette duodéno-jéjunale supérieure.

Il y a une fossette du type double de Jonnesco : deux hottes se regardant par leur ouverture.

La veine mésentérique inférieure ne forme aucun pli dans sa portion verticale ; sa portion réfléchie est marquée derrière le coude duodéno-jéjunal.

Les bords de l'orifice commun aux deux fossettes ont une forme semi-lunaire ; le sommet de cette demi-lune est adhérent à la veine mésentérique inférieure ; on ne peut pas dire, cependant, qu'il existe à ce niveau, en arrière de la veine, un recessus veineux.

Le fond de la poche duodénale inférieure répond simplement au troisième coude du duodénum et ne se prolonge pas horizontalement sous la troisième portion.

XXVI.

Fœtus mâle de 30 centimètres.

La torsion de l'anse primitive est achevée.

La troisième portion du duodénum est complètement masquée sous la racine du mésentère commun, mais la quatrième portion est libre de tous côtés.

Aucun des types, fossettes et plis, décrits par les auteurs. Simple adhérence du coude duodéno-jéjunal avec le mésocôlon transverse ; lorsqu'on tire sur le jejunum, cette adhérence se manifeste par un pli à bord libre supéro-antérieur ; pas de fossette.

La veine mésentérique inférieure se voit très bien dans son trajet, qui est vertical dans toute son étendue ; pas de plica venosa.

Lorsqu'on rejette la flexura duodéno-jéjunale de gauche à droite, on fait saillir deux plis horizontaux, parallèles, interceptant entre eux une petite fossette.

XXVII.

Fœtus femelle de 54 centimètres.

La torsion de l'anse intestinale primitive est achevée.

La racine du mésentère est déjà accolée au mésoduodénum et au contour supérieur de la troisième portion, et le contour postérieur de la quatrième portion est encore presque complètement libre d'adhérences avec le péritoine pariétal.   .

La flexure duodéno-jéjunale est complètement libre ; lorsqu'on l'abaisse, on aperçoit des adhérences qui relient la face postérieure de l'extrémité correspondante de la quatrième portion au mésocôlon transverse.

Pas de pli ni de fossette, sur la face gauche de cette quatrième portion.

La veine mésentérique inférieure soulève légèrement le péritoine correspondant, mais il n'y a pas de recessus de Lanzert ; du reste, les mésocôlons sont très étendus, très relâchés.

XXVIII.

Fœtus mâle de 52 centimètres.

La torsion de l'anse intestinale primitive est achevée.

La quatrième portion du duodénum et la flexure duodéno-jéjunale, n'ont pas contracté d'adhérences avec la racine antérieure du mésocôlon en avant ; absolument aucune adhérence de la flexura avec le mésocôlon transverse ; lorsqu'on abaisse cette flexura, on détermine un pli, reliant l'extrémité supérieure de la quatrième portion au péritoine pariétal.

Sur le côté gauche de la quatrième portion, se trouvent deux plis transversaux, entre lesquels s'ouvre une *double fossette duodénale*, type Jonnesco, très rudimentaire ; lorsqu'on tire sur le mésocôlon descendant, ces plis s'accusent et leur extrémité gauche vient se perdre sur le péritoine qui recouvre la veine mésentérique inférieure qui, d'ailleurs, ne détermine aucun plica venosa.

XXIX.

Fœtus femelle de 44 centimètres.

Torsion achevée. Le coude inférieur de la portion ascendante est à peu près libre d'adhérences sur les deux faces ; le coude duodéno-jéjunal a contracté une adhérence uniforme avec le mésocôlon transverse.

La face postérieure du troisième coude est reliée au péritoine pariétal par deux ou trois adhérences transversales.

Du côté gauche de la flexura duodéno-jéjunale, se détache un pli, qui va se confondre avec le plica venosa, qui s'accuse légèrement ; ce pli limite une fossette duodénale supérieure de Jonnesco.

On peut admettre qu'il y a eu ébauche d'une fossette duodénale inférieure.

XXX.

Fœtus de 36 centimètres.

Il existe deux plis duodéno-mésocôliques limitant deux *fossettes duodénales* très accusées, surtout la supérieure. On distingue parfaitement, sur la face antérieure du duodenum, la ligne d'adhérence des plis. Ceux-ci se perdent sur le mésocôlon descendant en dedans de la veine mésentérique inférieure.

On remarque, en outre, un autre pli qui paraît avoir la même origine et qui, partant du mésentère de l'intestin grêle, au niveau de la troisième portion duodénale, vient se perdre en bas et à gauche, sur le mésocôlon. Ce pli limite une fossette profonde d'un centimètre, dont le fond repose contre la racine du mésentère commun. S'il y avait, à ce niveau, une fossette mésentérico-pariétale, c'est-à-dire si la racine du mésentère ne s'était pas accolée au péritoine pariétal, ce pli favoriserait singulièrement l'introduction dans cette fossette d'une anse intestinale.

Cette fossette est représentée, ainsi que les deux fossettes duodénales, dans la figure 3 de la planche III.

XXXI.

Fœtus de 36 centimètres de longueur.

Deux fossettes duodénales dont les bords s'unissent en dedans de la veine mésenterique inférieure.

XXXII

Fœtus de 37 centimètres.

Il existe un pli *duodéno-mésocôlique inférieur* dont le bord externe se perd sur la veine mésentérique inférieure ; c'est la fossette de Treitz sans corne supérieure.

XXXIII.

Fœtus de 40 centimètres de longueur.

Le duodénum est adhérent à la paroi abdominale postérieure. L'angle duodéno-jéjunal ne présente aucune adhérence avec la la face inférieure du mésocôlon transverse. La veine mésentérique inférieure fait un léger relief, sans cependant former de pli veineux proprement dit. Pas de pli duodéno-mésocôlique supérieur.

Au niveau de la partie inférieure de la portion ascendante du duodenum, on remarque un pli péritonéal unissant cette portion au mésocôlon ascendant. Ce pli s'insère sur l'angle d'union de la troisième et de la quatrième portion du duodénum, où l'on voit nettement les points d'adhérence, puis il se prolonge inférieurement sur le mésentère de l'intestin grêle. Son bord libre, concave en haut et à gauche, limite l'orifice d'entrée d'une fossette profonde d'un centimètre et demi et dont le fond répond à la racine du mésentère. Il y a donc eu à la fois adhérence du mésocôlon avec le duodénum et le mésentère. En décollant les adhérences du pli sur le duodénum, on voit la fossette disparaître.

Cette fossette a été représentée figure 2, planche III.

C'est une fossette duodénale inférieure placée très bas, mais ne pouvant devenir le siége d'une hernie, pour des raisons que nous exposerons plus loin.

Le mésentère de l'intestin grêle est adhérent à la troisième portion du duodénum et, au-dessous, à la paroi abdominale postérieure.

Le mésocôlon ascendant adhère à celle-ci suivant une bande étroite le long du colon ; le reste n'est pas encore soudé.

XXXIV.

Fœtus de 44 centimètres.

Léger plica venosa ; pas de fossettes. Nous observons la même adhérence du mésocôlon ascendant, seulement le long du côlon.

XXXV.

Fœtus de 35 centimètres.

Il y a un léger pli duodéno-mésocôlique supérieur, ne déterminant pas de fossette marquée.

XXXVI.

Fœtus de 34 centimètres.

Il y a deux *plis duodéno-mésocôliques*, déterminant deux *fossettes duodénales* très nettes; leur profondeur est d'environ un centimètre.

La veine mésentérique inférieure court dans la partie moyenne du pli supérieur, ce qui indique qu'il y a eu accolement, à ce niveau, d'un pli veineux avec le duodénum, c'est-à-dire que l'adhérence du mésocôlon avec ce dernier s'est produite au niveau de la veine.

Les adhérences du pli au duodénum, se distinguent très nettement et se détachent facilement par une légère traction sur le duodénum, tandis qu'on fixe le mésocôlon.

Le mésocôlon est adhérent à la paroi postérieure.

Le coude duodéno-jéjunal est uni au mésocôlon transverse.

XXXVII.

Fœtus de 50 centimètres et fœtus de 45 centimètres.

Sans fossettes ; le duodenum étant fixé de toutes parts, on peut affimer qu'il ne se produirait aucun pli dans la suite.

XXXVIII.

Fœtus de 42 centimètres.

Il existe un large *pli duodéna-mésocôlique inférieur*, se confondant à sa partie inférieure avec un pli *mésentérico-mésocôlique* et formant une vaste poche qui s'étend sur les deux tiers du mésocôlon descendant. Ce pli est très mince et transparent ; en décollant doucement les adhérences avec le duodenum, le pli s'efface à ce niveau, par l'étalement du feuillet antérieur du mésocôlon descendant.

La veine mésentérique inférieure, très éloignée du duodenum, forme un plica venosa pur, au niveau de sa crosse ; elle passait ensuite dans la paroi postérieure de la poche. (1)

XXXIX.

Fœtus de 25 centimètres.

Le duodénum est déjà adhérent à la paroi abdominale postérieure. La veine mésentérique, assez éloignée de la portion ascendante, semble soulever un pli veineux très net, se prolongeant jusqu'au point où elle disparaît sous le mésocôlon transverse et embrassant dans sa concavité, l'angle duodéno-jéjunal.

Cependant, en regardand de près, on s'aperçoit que la veine ne court pas exactement dans le bord libre du pli, surtout en haut, où on remarque qu'il s'est formé un pli duodéno-mésocôlique supérieur entre l'angle duodéno-jéjunal et le pli veineux. l'adhérence, là encore, a eu lieu au niveau du point où la veine, saillante, appliquait plus étroitement le mésocôlon contre le duodénum.

En raison du siége du pli, il aurait pu se former là une fossette duodéno-jéjunale par adhérence du pli veineux à l'angle duodéno-jéjunal.

En détachant les adhérences du pli duodéno-mésocôlique au duodénum, ce pli s'efface et il ne reste qu'un pli veineux pur, sans relations avec le duodénum.

Enfin, sur six autres fœtus, nous n'avons observé aucune espèce de pli.

De ces observations, nous tirons les conclusions suivantes :

Les fossettes duodénales se rencontrent chez l'enfant et le fœtus aussi souvent que chez l'adulte ; ce sont donc bien des poches formées par un travail embryogénique normal, et non pas par des adhérences accidentelles effectuées pendant la vie.

---

(1) Ce serait peut être là le début d'une fossette de Lanzert.

Les plus communes de ces fossettes, celles que l'on trouve aussi le plus fréquemment chez l'adulte, sont les fossettes duodénales de Jonnesco.

La rareté d'un pli veineux coexistant avec ces fossettes explique pourquoi on rencontre si peu souvent les hernies rétropéritonéales gauches qui ne peuvent se former sans cette coexistence.

Les plis formant les fossettes duodénales s'insèrent bien sur le duodénum et peuvent s'en détacher après macération, ce qui prouve bien la théorie de la coalescence ; d'ailleurs, la veine mésentérique ne présente de rapports avec les plis qu'assez rarement.

L'existence de la fossette infra-duodénale contre la racine du mésentère semble favoriser singulièrement la pénétration d'une anse intestinale sous cette racine, dans le cas où celle-ci ne serait pas complètement adhérente à la paroi abdominale postérieure, comme dans le cas de fossette parajéjunale. (V. pl. II, fig. 1).

Nous avons pu nous assurer que la ligne primitive d'adhérence du mésocôlon ascendant à la paroi abdominale, formait une bande le long du colon ; si l'accolement reste incomplet, l'espace libre répondra justement à la fossette parajéjunale et on s'explique très bien que les anses intestinales puissent s'y introduire et y former une hernie droite.

INDEX BIBLIOGRAPHIQUE

1. BROESIKE. — Ueber intraabdominale Hernien und Bauchfell-taschen. Berlin, 1894. Fischer's medicinische Buchhandlung.

2. ENDRES. — Beiträge zur entwicklungsgeschichte und anat. der Darmes des darmgekrôses und der Bauchpeicheldruse. Arch. f. mikr. Anat. Bonn, 1892, xl-435-483, 3 pl.

3. ENGEL. — 1. Einige Bemerkungen über Lageverhaltuisse der Baucheingeweide imgesunden Zustande. Wiener, med. Wochenschrift, 1857.
   2. Anatomische Wittheilungen für die Praxis. Wiener med. Wochenschrift, n° 36, 7 Sept. 1861.

4. EPPINGER. — Hernia retroperitonealis, Vierteljahrschrift für die Pract. Heilkunde, 1870. Jahrg. 27. Bd I, Prag.

5. FAUCON. — Sur une variété de l'étranglement interne, reconnaissant pour causes les hernies internes ou intra-abdominales. Archives générales de médecine, 6ᵉ série, t. 21, 1873, t. 1.

6. FÜRST. — Nordiskt mediciniskt arkiv, redigeradt af Axel key. Sextonde Baudet. Tredje, Haftet, 1884, Stockholm.

7. W. GRÜBER. — 1. Cit. Berieht. méd. ztg. Russlands, 1859.
   2. Ueb. d. Hernia int. mesogastrica. Saint-Petersburger, med., ztg. 1861. Bd I.
   3. Zur Hernia int. St-Petersburger, med. ztg 1862. Bd II.
   4. Bildungshemmung d. Mesenterien. Archiv. für Anat. und Physiol., 1862 und 1864.
   5. Hernia int. mesogastrica. Oesterr. zeitschrift für Praktische. Heilkunde, 1863, Wien.

W. Grüber — 6. Nachträge z. d. Beldungshem d. Mesent., Hernia-int. mesogastrica dextra. Virchow's Arch. Bd 44, Berlin, 1868.

7. Fall von Mesent. commune, etc. Virchow's arch. Bd 47, 1869.

8. Gontier. — Hôpital Beaujon, service de M. Moutard-Martin. Union médicale, IIIe série, t. VIII, 1869.

9. Huschke. — Lehre von den Eingeweiden und Sinnesorganen des Menschl. Körpers, Leipzig, 1844.

10. Jonnesco. — 1. Anatomie topographiqne du duodénum et hernies duodénales. Paris, Legrosnier et Babés, 1889.

2. Hernies int. retropéritonéales. Paris, 1890, G. Steinheil.

11. Klebs —. Haudbuch der pathol. Anat. Bd I. Berlin, 1869.

12. Klob. — Hernia retroperitonealis. Wochenblatt der zeitschrift der k. k. Gesellschaft der Aertze in Wien, no 24, 7. Jahrg., 12 june 1861.

13. Lambl. — 1. Reisebericht 1856, italienische Vierteljahrschrift für die Pract. Heilkunde, 16. Jahrg., 1859. Bd. I, Prag.

2. Beobachtungen und Studien aus dem Gebiete d. path. Anat. und Hist. aus dem Franz Joseph kinded Hospital. Prag. 1860.

14. Lanzert — Ueber die Hernia retroperitonealis, etc. (Treitz). Beitrage, zur Anat. und Hist. heft I, St-Petersburg, 1872.

15. Moutard-Martin. — Anomalie du péritoine. Bullet. de la société anatomique, XLV, année 1870, 2e série, 15e vol., 1874.

16. Neubauer. — Descriptio anatomica carissimi peritonœi conceptaculi tenuia intestina a reliquis abdominis visceribus seclusa tenentis. Opera anatomica collecta. Editionem curavit Georgius Conradus Hinderen. Francofurti et Lipsiœ. 1786.

17. L. Pérignon. — Thèse de Paris, 1892.

18. P. Poirier. — Traité d'anatomie humaine. Tome IV, 1er fasc. 1895. Battaille et Cie, édit. Paris.

19. Rogie. — 1. Anatomie du péritoine. Coccoz, libraire, rue de l'ancienne Comédie, 11. Paris, 1895.

2. Un cas de hernie retropéritonéale. Journal des sciences médicales de Lille. Avril 1890.

20. Schiefferdecker. — 1. Beitrage zur Topographie des Darms. Archiv. für Anat. und Physiol. von His und Baune 1886.
2. Beitrage zur Topog. d. Darms. Ebendaselbst, 1887.

21. Schattock. — Hernia into the fossa duodeno-jejunalis. Transsactions of the pathological society of London, vol. XXXVI, 1885.

22. Staudenmeyer. — Duodeno-jejunal Hernie mit Erscheiumgen von Darmverengerung. Inaugural-dissertation, Vorgel d. Tübinger Facultat. Stuttgart, 1886.

23. Tarenetzki. — Beitrage zur Anat. des Darmkanals .Mémoires de l'Académie de St-Pétersbourg. Série VII. T. 28, 1881.

24. Tillaux. — Anatomie topographique, 7e édit., 1892.

25. Testut. — Anatomie descriptive, t. III, 1893.

26. Toldt. — 1. Bau und Wachsthumsverhaltuisse der Gekröse des Menschl. Darmkanals Duskschriften der kais. Academie der Wissenschaften, zu Wien. Febr. 1879. Bd 41.

2 Zur Charact. und Entstehungsgeschichte d. Rec .duodeno-jejunalis. Prager medic. Wochenschr, 1879, n° 23.

3. Die Darmgekrose und Netze in Gesetzmass und Gesetswidr. Zusland. Deukschr. d. kais. Akad. d. Wissensch. Math. naturn. Klasse. Bd 56,1889.

27. Treitz. — Hernia retroperitonealis. Ein Beitrag zur geschichte innerer Hernien. Prag. 1857.

28. Tréves. — 1. The anatomy of the intestinal canal and peritoneum in man. Hunterian lectures. London, 1885.

2. Clinical lecture on hernia into the foramen of Winslow. Delivered at the London-Hospital. The Lancet, 13 oct. 1888.

29. WALDEYER. — Hernia retroperitonealis nebst Bemerkungen zur Anat. des Peritoneum, Breslau, 1868, zum Zweiten male Abgedrückt in Virchow's. Archiv. 1874.

30. ZWAARDEMAKER. — Hernia retroperitonealis incarcerata. Nederlandsh militair Geneeskunding Archief van de Landmacht, het Oost-en-West-Indish Leger. 8ᵉ Jaargang 1ᵉʳ Aflevering, 1884. Utrecht.

Signé : le Professeur,

    BERGER.   Vu : le Doyen,

                                     BROUARDEL.

Vu et permis d'imprimer,

Le Vice-recteur de l'Académie de Paris,

    GRÉARD.

EXPLICATION DE LA PLANCHE II.

Figure 1. — 1. Fossette mésentérico-pariétale ou parajéjunale.
2. Pli mésentérico-mésocòlique.
3. Jéjunum dépourvu de mésentère et adhérent à la paroi abdominale postérieure.
·4. Angle duodéno-jéjunal.
5. Côlon descendant.
6. Côlon transverse.
7. Rate.
8. Estomac.
9 Cæcum.
10. Portion ascendante du duodénum.

Figure 2. — 1. Estomac.
2. Rate.
3. Duodénum.
4. Cordon.
5. Cæcum.
6. Future flexure splénique.
7. Coude duodéno-jéjunal.
8. Boucle de l'anse ombilicale.
9. Canal vitellin.
10. Côlon.
11. S iliaque.
12. Epiploon.
13. Art. mésentérique inférieure.
14. Art. mésentérique supérieure.

Figure 3. — 7. Coude duodéno-jéjunal.
15. Pli duodéno-mésocôlique supérieur.
16. Veine mésentérique inférieure.
17. Pli duodéno-mésocôlique inférieur.
Les autres chiffres comme dans la fig. 2.
On voit ici que le mésocôlon s'est rabattu à gauche et qu'il s'est formé deux plis duodéno-mésocôliques.

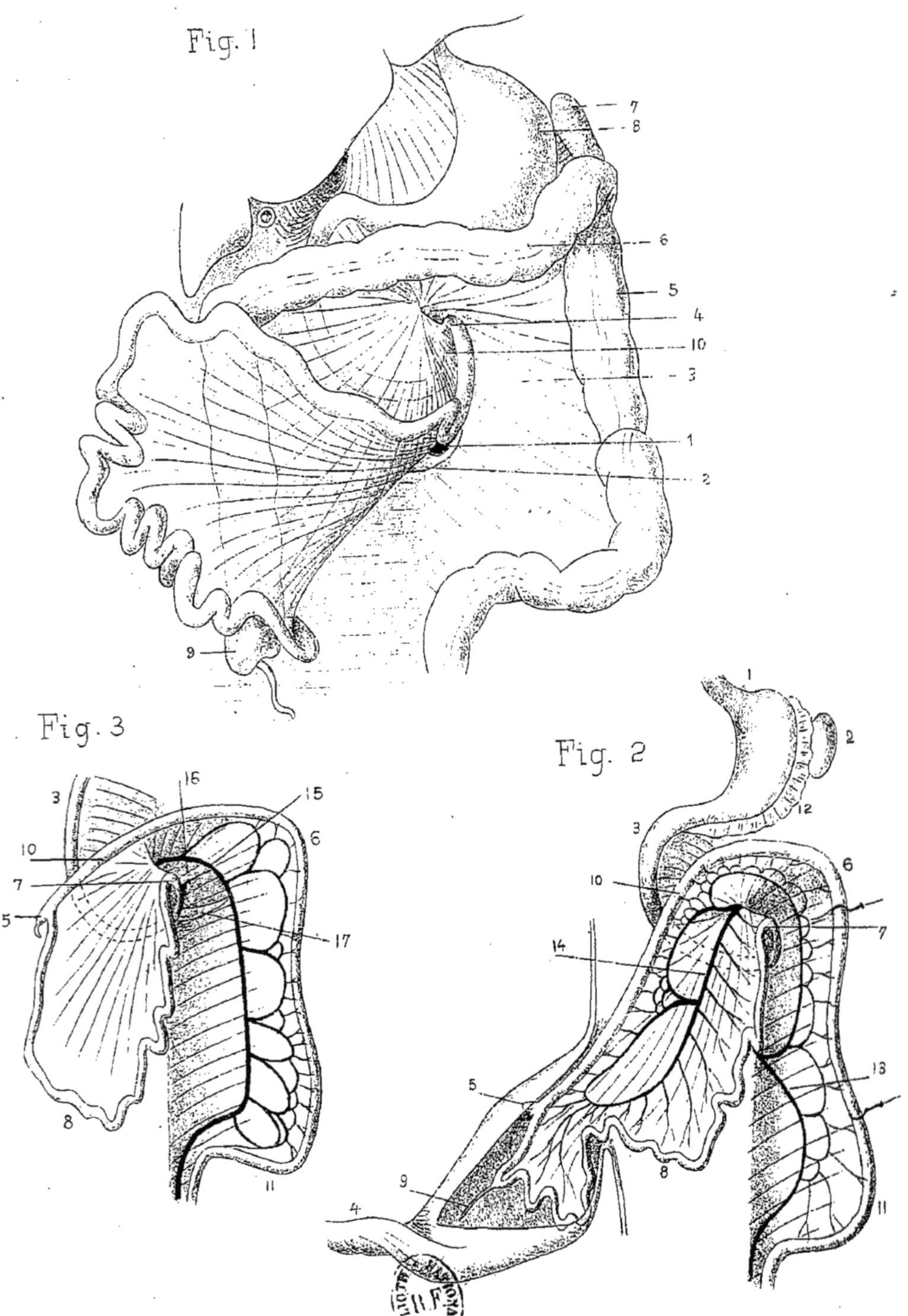

Fig. 1
Fig. 3
Fig. 2

EXPLICATION DE LA PLANCHE III.

Figure 1. — Homme adulte. Observation II.
1. Angle duodéno-jéjunal.
2. Veine mésentérique inférieure passant dans l'épaisseur du mésocôlon descendant.
3. Pli duodéno-mésocôlique inférieur et ouverture de la fossette duodénale inférieure.
4. Fossette duodénale inférieure.
5. Angle côlique gauche.
6. S iliaque.

Figure 2. — Fœtus. Observation XXXIII.
1. Portion ascendante du duodénum.
2. Veine mésentérique inférieure, vue par transparence.
3. Pli mésentérico-mésocôlique limitant une fossette infra-duodénale, et adhérant légèrement à la portion ascendante du duodénum.
4. Fond de la fossette, répondant à la racine du mésentère.

Figure 3. — Fœtus. Observation XXX.
1. Coude duodéno-jéjunal.
2. Veine mésentérique inférieure.
3. Pli duodéno-mésocolique supérieur et fossette duodénale supérieure.
4. Pli duodéno-mésocôlique inférieur et fossette duodénale inférieure.
5. Pli mésentérico-mésocôlique et fossette infra-duodénale.
6. Troisième coude duodénal.

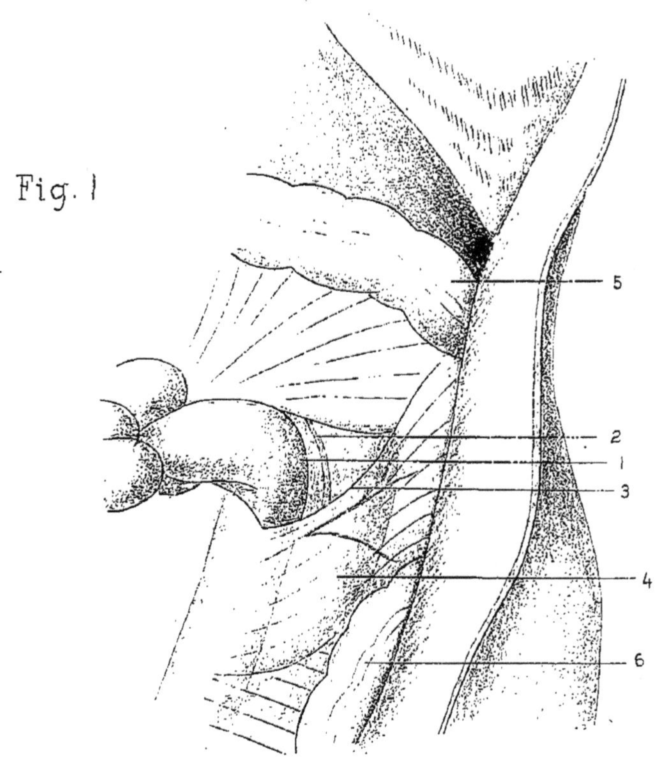

Fig. 1
5
2
1
3
4
6

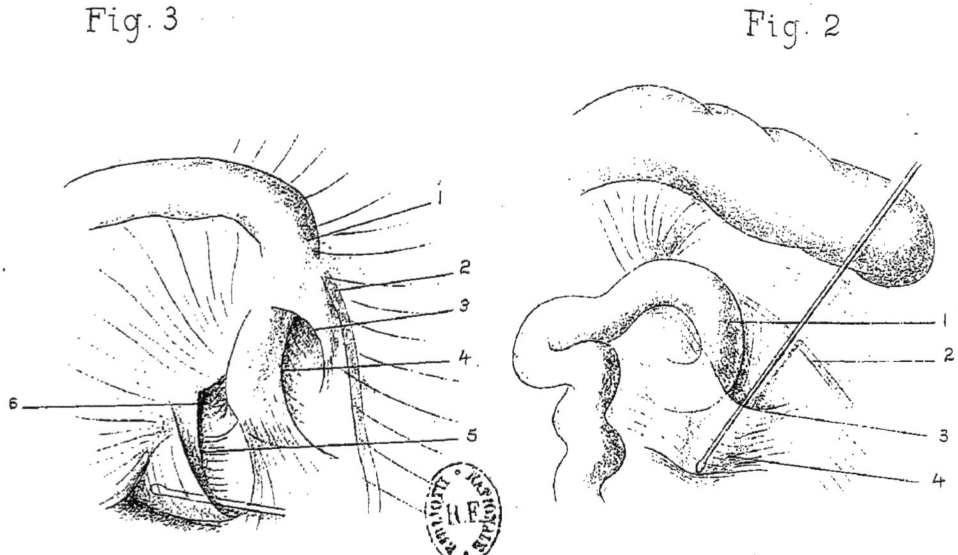

Fig. 3
1
2
3
4
6
5
Fig. 2
1
2
3
4

EXPLICATION DE LA PLANCHE IV.

Figure 1. — Hernie rétropéritonéale droite. Le côlon encadre le sac
herniaire (d'après Jonnesco).

    1. Sac herniaire, contenant tout le paquet de l'intestin grêle.
    2. 2. 2. Côlon ascendant, transverse et descendant.
    3. Estomac.
    4. Foie.

Figure 2. — Sac de la hernie précédente, dont on a extrait les anses
intestinales (d'après Jonnesco).

    1. Orifice de la poche ou fossette mésentérico-pariétale.
    2. Sac herniaire déshabité.
    3. Jéjunum libre et pourvu de son mésentère.
    4. Troisième portion du duoédnum.
    5. Côlon descendant.
    6. Artère mésentérique supérieure.
    7. Cæcum.

Figure 3. — Hernie rétropéritonéale droite (d'après Brœsike). Le côlon
ascendant est reporté à gauche de la hernie.

    1. Sac herniaire.
    2. Côlon ascendant.
    3. Côlon descendant.
    4. S iliaque.
    5. 6. Foie.
    7. Fond de la vésicule biliaire.

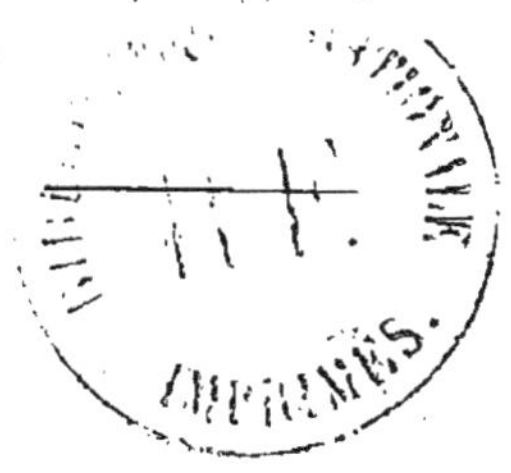

Fig. 1

Fig. 2

Fig. 3

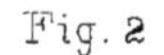

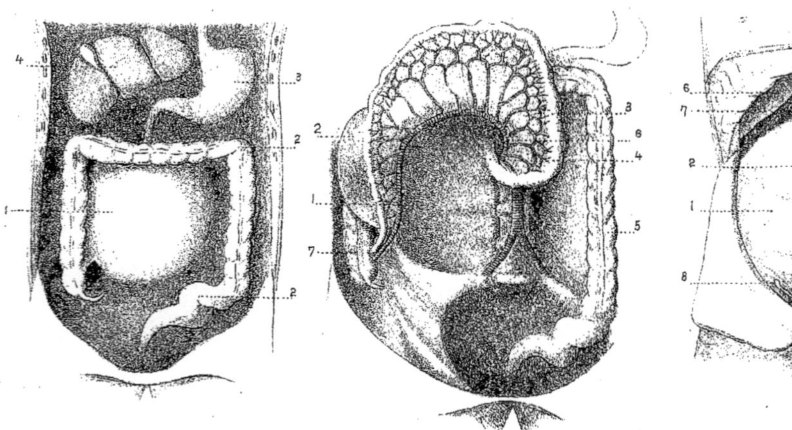

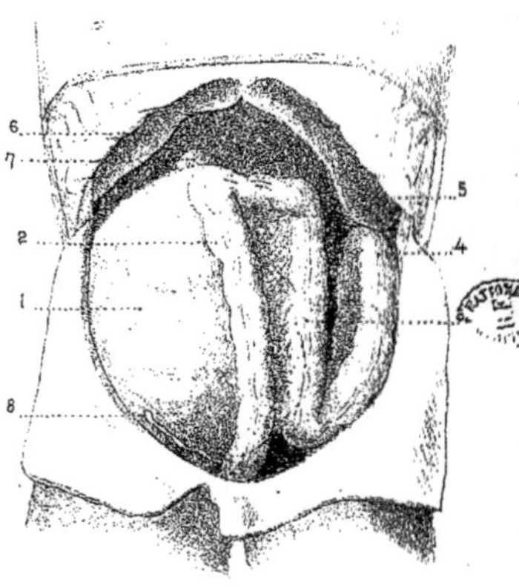